Petra Kühne

Anthroposophische Ernährung

Lebensmittel und ihre Qualität

Fotos und Zeichnungen: AKE

Arbeitskreis für Ernährungsforschung e.V.
Niddastr. 14
61118 Bad Vilbel

ISBN: 978-3-922290-38-4

Das Buch ist eine vollständige Überarbeitung von
„Lebensmittelqualität und bewusste Ernährung"

3. überarbeitete Auflage 2022

Petra Kühne

Anthroposophische Ernährung

Lebensmittel und ihre Qualität

Arbeitskreis für Ernährungsforschung e.V.

Bad Vilbel

Inhaltsverzeichnis

4. Anhang

1. Einleitung

Die Ernährung gehört zu den aktuellen Themen der Medien. Fast täglich ist in den Beiträgen in Fernsehen, Internet, Zeitung oder Zeitschriften etwas über Lebensmittel oder Ernährung zu finden. Aber oft widersprechen sich die Aussagen und lassen den Verbraucher verwirrt zurück. In der Wissenschaft steigt die Zahl der Forschungsarbeiten auf diesem Gebiet. Neue Erkenntnisse zu einzelnen Lebensmitteln oder Ernährungsformen kommen fast täglich hinzu. Aber auch sicher geglaubte Aussagen erweisen sich beim Nachprüfen als nicht mehr aktuell. Hier soll nur an Aussagen zum angeblichen gesundheitlichen Vorteil der Margarine gegenüber Butter erinnert werden, die sich später als interessengeleitet herausstellten. Wer redet heute noch viel vom Cholesterin? Es hat sich gezeigt, dass das Nahrungscholesterin nicht die Bedeutung für einen Blutcholesterinspiegel hat, wie ursprünglich angenommen. Überhaupt werden Fette und ihre Qualität heute wesentlich positiver gesehen als noch vor ein paar Jahren. Dafür steht der hohe Zuckerverbrauch im Fokus. Wie geht man damit um? Wie sieht es mit der Milch aus?

Das verbreitete Übergewicht, Ess-Störungen und das ständige Aufkommen neuer Ernährungsformen zeigen, dass viele Menschen Probleme mit der Ernährung haben oder auf der Suche nach der für sie gesunden Kost sind. Hier möchte das Buch helfen. Es basiert auf der anthroposophischen Ernährung, die ganzheitlich orientiert ist.

Es geht um Information, das Aufzeigen von Hintergründen und kulturellen Zusammenhängen, welche die Wirkung der Lebensmittel verständlicher machen. Ernährung ist mehr als der Blick auf die Aufnahme von Nährstoffen. Natürlich haben Eiweiß, Fette, Kohlenhydrate, Mineralstoffe und Vitamine ihre Bedeutung, aber es gibt weitere Zusammenhänge. Der Mensch mit seinen vitalen, psychischen und geistigen Bedürfnissen braucht verschiedenste Qualitäten in seiner Ernährung. So ist es nicht egal, wie ein Tier gehalten oder eine Pflanze angebaut wird, sondern diese Einflüsse zeigen sich in der Qualität und Wirkung der Lebensmittel über das Substanzielle hinaus. Der Umgang mit der Erde, die Art der Landwirtschaft und sogar der Kosmos mit den Licht- und Wärmekräften der Sonne spielen eine Rolle.

Dieses Buch ist ein Ratgeber für Lebensmittel und Ernährung, jedoch fehlen genaue Regeln und Vorgaben, was zu essen ist. Da jeder Mensch individuelle Bedürfnisse hat, sollte er auch seine Ernährung differenzieren. Gerade diese Freiheit setzt aber voraus, dass man sich mit der Wirkung der Lebensmittel befasst und z.B. weiß, wie Nahrungsmittel erzeugt und verarbeitet werden, um sich bewusst und positiv entscheiden zu können. Freiheit in der Entscheidung ist immer mit Verantwortung verbunden. Dies ist teilweise schwerer als sich an vorgegebene Regeln zu halten, dafür aber nachhaltiger, denn je nach Lebenslage, Alter, Geschlecht und kulturellen Einflüssen braucht der Mensch eine etwas andere Ernährung. Dies kann man an sich selbst erleben, wenn man versucht bewusster zu essen und zu spüren, wie einem die Nahrung bekommt. Der Körper ist teilweise weiser als der Kopf.

In diesem Buch werden in den einzelnen Kapiteln die Lebensmittelgruppen dargestellt. So lassen sich Informationen z.B. nach einer Ölfrucht oder Getreideart gezielt suchen. Auch weniger bekannte Zutaten wie Salzarten oder Gelier- und Bindemittel werden vorgestellt. Die Stichworte am Ende des Buches erleichtern, das zu finden, was einem wichtig ist. Dabei soll nicht vergessen werden, dass uns das Essen nicht nur am Leben erhält, sondern auch Freude macht und Geselligkeit fördert. Aber dies kann mit Hintergrundwissen um die Qualität und Wirkung der Nahrung noch besser gelingen.

2. Der Mensch und seine Ernährung

In der Ernährungswissenschaft sind die drei Hauptnährstoffe Eiweiß, Fett und Kohlenhydrate, Vitamine und Minerale sowie verschiedene förderliche Begleitstoffe wie Fruchtsäuren, Farb- und Duftstoffe erforscht worden. So kennt man die Nährstoffe der Lebensmittel immer genauer. Auf der anderen Seite ermitteln die Wissenschaftler, wie viel der Mensch von diesen Stoffen benötigt, um gesund leben zu können. Hier beginnen jedoch die Unsicherheiten, denn diese Empfehlungen und Bedarfsangaben sind schon mehrmals geändert worden und weichen teilweise von Land zu Land ab. In der täglichen Ernährungspraxis zeigt sich, dass es an der Akzeptanz und Umsetzung dieser Empfehlungen mangelt. Rund 65 % aller Krankheiten gelten als ernährungsbedingt oder durch die Ernährung mit beeinflusst. Dazu zählen Diabetes Typ 2, Herz-Kreislauf-Erkrankungen, Gicht, Rheuma und als Risikofaktor das Übergewicht. Die Versuche, den Menschen zu einer gesünderen Ernährung zu verhelfen, brachten nicht den erwarteten Erfolg. Dies hat mehrere Gründe:

- falsche Ernährung bei Art und Menge der Nahrung
- falsche Ernährungsgewohnheiten wie Fehlen von Ruhe, Regelmäßigkeit
- falsche Lebensgewohnheiten wie Mangel an Bewegung, Luft, Schlaf, Muße
- mangelnde Qualität der Lebensmittel
- zu wenig praktische Orientierungshilfe

Das Bild des Menschen in der Naturwissenschaft

Ein Problem der heutigen Wissenschaft liegt darin, dass der Mensch in einer sehr reduzierten Weise betrachtet wird. In den Naturwissenschaften wird der menschliche Körper gesehen, der durch Stoffwechsel am Leben erhalten sowie zu Gefühlsäußerungen und Denkleistungen befähigt ist. Somit gelten die Materie, die Stoffe und ihre Veränderungen als das Wesentliche. Mit physikalischen, chemischen und biochemischen Kräften wird angeblich das Lebewesen Mensch in Gang gehalten. Das Leben, die Seele und der Geist werden nicht als eigenständige Wesensaspekte des Menschen angesehen, sondern als Funktionen des Körpers.

Daher dominiert in den verschiedenen Disziplinen der Naturwissenschaft, auch in der Oecotrophologie, die Erforschung der Materie und nicht des Lebens. Diese Einstellung wirkt sich in den Ergebnissen der Forschungen aus; sie gelten für einen physisch betrachteten Menschen.

Das Bild des Menschen in der Anthroposophie

Demgegenüber hat die Anthroposophie ein anderes Menschenbild entwickelt: Es begreift den Menschen in einem Zusammenhang von belebtem Körper (Vitalkörper), Seele und Geist, die alle eigenständig sind und sich in ihrem Wirken durchdringen. Oft werden für diese Bereiche auch die Begriffe physischer Leib, Ätherleib, Astralleib und Ich gebraucht. Der Unterschied dieser Gliederung gegenüber dem naturwissenschaftlichen Menschenbild lässt andere Erkenntnisse über die Wirkung der Ernährung zu. So ist beim Verzehr eines Brotes nicht nur der Einfluss der Kohlenhydrate, Eiweiße und Fette entscheidend, sondern auch die dem Brot innewohnenden Kräfte der Getreidepflanze, die Kräfte, die durch die Verarbeitung hineingelangten und – wenn das auch schwer vorstellbar sein mag – seelische und geistige Regungen, welche die Menschen beim Verarbeiten und Zubereiten empfanden. Schneidet der Verbraucher die Scheibe Brot beispielsweise liebevoll, gleichgültig oder zornig ab, schlägt sich etwas davon in der Kräftewirkung dieser Brotscheibe nieder. Diese erweiterte Auffassung der Ernährung hat ihre Bedeutung für die Lebensmittelqualität. Es zeigt sich eine erweiterte Verantwortung der Menschen, welche die Produkte herstellen wie Landwirte, Gärtner, Verarbeiter oder Köche.

	geistige Persönlichkeit (Ich)	
stofflicher Körper	MENSCH	Seele, Psyche
	lebendiger Bereich (Vitalität)	

Auf der anderen Seite reagiert der Mensch vielseitiger auf die Ernährung als es von der Naturwissenschaft erwartet wird. Dies kommt daher, dass sein Ätherleib, d.h. das Lebendige, seine Seele und sein Geist miternährt werden, und zwar nicht nur über den Körper, sondern auch über jene Kräfte des Lebendigen, die aus der Pflanze stammen, die seelisch-gefühlsmäßige Prägung des Tieres und die durch menschliche

Verarbeitung hineingelangten Kräfte. Besonders sensibel veranlagte Menschen empfinden beispielsweise ein lieblos zusammengekochtes Essen als belastend.

Diese Reaktionsmöglichkeiten des Menschen sind zukunftsweisend, denn dadurch besitzt er die Freiheit, auch ungünstigen Einflüssen der Ernährung zu begegnen. Er reagiert nicht nur auf die zugeführten Nährstoffe in physiologisch festgelegter Weise; er kann darüber hinaus mit seinem Willen Widerstand leisten: Es wird möglich werden, die Wirkung ungesunder oder entwerteter Lebensmittel zu mildern oder sogar aufzuheben. Es ist sicherlich nicht der Regelfall, dass Menschen dies vermögen, aber die Fähigkeit dazu ist veranlagt. Daher müssen auch Menschen, die in Ländern wohnen, wo sie nie biologisch-dynamische oder biologische Lebensmittel erhalten, sondern vielleicht sogar auf liebloses Essen aus riesigen Gemeinschaftsküchen angewiesen sind, nicht resignieren. Die Entwicklung des Menschen verläuft jedoch leichter, wenn er sich mit gesunden Speisen ernähren kann. Doch bringen heute viele Menschen mit falschen Essgewohnheiten den notwendigen Willen und das Bewusstsein dafür nicht auf, obwohl die Möglichkeiten vorhanden sind.

Die Lebensmittel wirken auf den Menschen, aber er kann differenziert antworten. Der bloße Verzehr der besten Lebensmittel verhilft nicht zu geistigen Höhenflügen: Man kann sich nicht in den Himmel essen. Ungesunde Ernährungsgewohnheiten erschweren jedoch eine geistige Weiterentwicklung. Ein Ausspruch Rudolf Steiners gegenüber seinem Mitarbeiter Ehrenfried Pfeiffer charakterisiert treffend die Schwierigkeiten der ungesunden Ernährung:

„So wie die Ernährung heute gestaltet ist, gibt sie den Menschen gar nicht mehr die Kraft, das Geistige im Physischen manifest zu machen. Die Brücke vom Denken zum Wollen und Handeln kann nicht mehr geschlagen werden. Die Nahrungsmittel enthalten gar nicht mehr die Kräfte, welche sie den Menschen geben sollten."[1]

Also muss hier der Ansatz liegen: Bei der Verbesserung der Lebensmittelqualität unter Berücksichtigung des Menschen als aktiv darauf antwortendes Wesen.

---

1 Meyer, Thomas (Hrsg.): Ein Leben für den Geist, Ehrenfried Pfeiffer. Perseus-Verlag. Basel 2014, S. 148f.

Aspekte der Lebensmittelqualität

Wie kann man die Lebensmittel in neuer Weise verstehen lernen, damit ihre Stoffe und Kräfte umfassend berücksichtigt werden? Dazu muss eine Ordnung gefunden werden, die einen Bezug zum Menschen ermöglicht. Die Pflanzen machen den Hauptteil unserer Ernährung aus und sind im Gegensatz zu den tierischen Lebensmitteln unentbehrlich. Man kann sie grob gliedern in Getreide, Obst, Gemüse, Salate, Pilze und Hülsenfrüchte. Unter diesen Gruppen ist eine Vielzahl von Einzelprodukten zusammengefasst. Wie könnte man eine andere Gliederung vornehmen, die eine allgemeine Aussage zulässt?

Dreigliederung der Pflanze

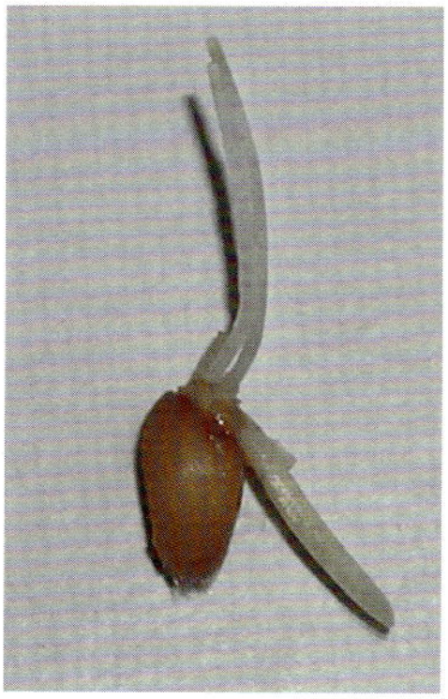

Ein einfaches Ordnungsprinzip hat Goethe begründet, das durch Rudolf Steiner weiterentwickelt wurde, nämlich die Dreigliederung der Pflanze. Die Pflanze besteht aus Wurzel, Blatt, Stängel und Blüte, Frucht und Samen. Sie haben alle ihre eigene Prägung.[2] Die *Wurzel* stellt das Verhärtete dar, die *Blüte* das Offene, Duft Verströmende. Das *Blatt* steht in der Mitte als ausgleichender, vermittelnder Teil. Aus der Blüte entwickelt sich die *Frucht* mit dem *Samen*. Dieser enthält in konzentrierter Form die Anlage zur Entstehung der neuen Pflanze. Die Teile der Pflanze verdeutlichen jeweils ein bestimmtes Prinzip. Das Wachstum der Pflanze beginnt mit dem Keimen des Samens. Er schwillt an, Keim und erste Würzelchen brechen durch. Die Wurzeln beginnen zu wachsen und nehmen Nähr- und Mineralstoffe aus dem Boden auf. Die Wurzel ist das Kontaktorgan der Pflanze zur Erde, ihrer Umwelt. Das Äußere der Wurzel wird starr und verhärtet bis auf die feinen Spitzen, die sich immer mehr mit der Erde verbinden. Die Wurzel wächst zum Erdmittelpunkt, unterliegt also der Schwerkraft. Der Geschmack der Wurzel wird unter anderem durch die Mineralstoffe bestimmt: Es dominiert das Salzige. Als Stoff entsteht hier

2 Steiner, R.: Über das Verhältnis der Nahrungsmittel zum Menschen. Vortrag vom 31.7.1924, in „Die Schöpfung der Welt und des Menschen" GA 354 Rudolf-Steiner Verlag Dornach 2000, S. 95-98

bevorzugt Zellulose – unverdaulich für den Menschen, aber hart und widerstandsfähig gegen Nässe und Trockenheit. Die Wurzel ist mehr der Kälte und Feuchte verbunden als der Wärme. Die zarten Würzelchen sind meist weiß, die älteren erdbraun. Wurzeln sind dauerhaft und überstehen oft den Winter, während die übrige Pflanze vergeht.

Neben der Wurzel wächst auch der *Keim* weiter. Er ist zunächst farblos. Sobald er jedoch ans Licht kommt, ergrünt er. Es bilden sich die Keimblätter aus, langsam wächst der Stängel und weitere Blätter erscheinen. Die Blätter übernehmen den Austausch mit Licht und Luft sowie die Flüssigkeitsregulation. So verdunstet z.B. das Wasser aus den Blättern. Das Blattgrün oder Chlorophyll hat die Fähigkeit, aus Wasser, Licht und Luft (CO_2) Zucker und Stärke zu bilden. In den Blättern befinden sich kleine Mengen von hochwertigem Eiweiß und Fett. Die Anordnung der Blätter ist rhythmisch. Im Stängel, der die Pflanze von der Wurzel bis zur Blüte versorgt, liegen die Leitungsbahnen für die Säfte. So stellt der Stängel-Blatt-Bereich ein verbindendes Glied dar.

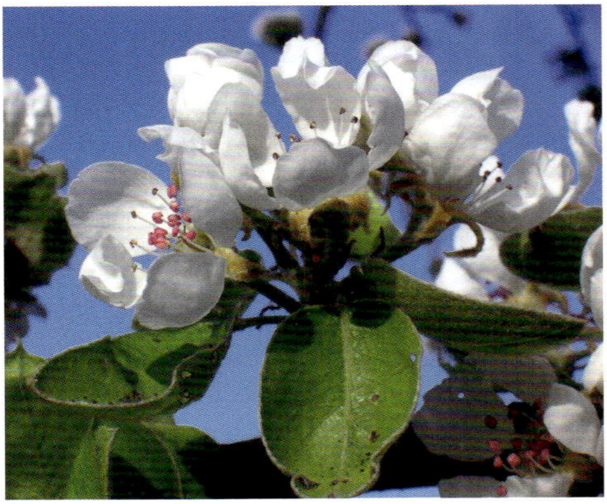

Nach der Blattbildung entsteht Neues vom vegetativen, wachstumsorientierten zum generativen, fortpflanzungsorientierten Bereich. Die *Blüte* gibt die Fähigkeit zur Photosynthese auf, sie besitzt kein Chlorophyll, dagegen die durch Wärme und Licht gebildeten Farben. Sie öffnet sich dem Licht, verströmt ihren Duft und stellt den gegensätzlichen Pol zur Wurzel dar. Hier gibt es Farben und Formen, Düfte und Aromen, die großzügig an die Umwelt abgegeben werden. Es findet ein intensiver Stoffwechsel statt. Nach der Befruchtung entsteht aus dem Stempel die Frucht. Auch hier wirkt die Pflanze nach außen: Die Früchte leuchten mit ihren Farben, geben ihre Düfte und Aromen ab und laden zum Essen ein. Mit der Frucht gestaltet die Pflanze ein räumliches Gebilde im Gegensatz zu den flächenhaften Blättern und Blüten. In der Frucht wächst der Same heran. Er stellt wiederum den Gegensatz zur Frucht dar, enthält wenig Wasser und ist viel konzentrierter und abgeschlossener. Die Samenschale ist fest und kaum durchlässig; der Same ist klein und enthält hochwertige Nährstoffe. Sie stellen die «innere Wärme» dar, die durch das Sonnenlicht eingestrahlt wurde. So ist der Same wie eine Zusammenfassung der Pflanze in kompakter Form. Dies ist der Kreislauf der Pflanze in ihrer zeitlichen Entwicklung.

Die drei Bereiche der Pflanze

Wurzel	Blatt/Stängel	Blüte/Frucht/Samen
Verhärtendes Wahrnehmung in Erde Mineralstoffe, Salze Kühle	Vermittelndes Säfte, Flüssigkeit Assimilation Chlorophyll Blattatmung	Verströmendes/ Konzentrierendes Duft, Aroma, Farben Stoffwechsel Stoffspeicherung Fortpflanzung Innenraumbildung

Dreigliederung des Menschen im Bezug zur Pflanze

Wie wirkt nun eine Pflanze auf den Menschen? Man kann mit dieser Dreigliederung eine Beziehung zum Menschen finden, da sich auch der menschliche Organismus in drei Bereiche gliedern lässt.

- Nerven-Sinnes-System — Kopfbereich
- Rhythmisches System — Brustbereich
- Stoffwechsel-Gliedmaßen-System — Unterleib und Extremitäten

Das *Nerven-Sinnes-System* besteht wie eine Wurzel aus verhärteten Substanzen: Nervenzellen sind kaum zu erneuern. Im Gegensatz dazu steht die Darmzelle, die zum Stoffwechsel-Gliedmaßen-System gehört und sich regelmäßig teilt. Die äußere Haut besteht aus abgestorbenen Zellen, ebenso die Haare. Unsere Sinne dienen der Kontaktaufnahme mit der Umwelt. Die wirkende Kraft ist allerdings nicht der Erde zugewandt wie bei der Pflanze, sondern der Sonne: Es wirkt die der Schwere entgegen gesetzte Leichte, die Aufrichtekraft.

Das *Rhythmische System* vermittelt durch Blut und Luftstrom die Atmung. Der Blutkreislauf übernimmt den Stofftransport. Dem Chlorophyll entspricht in seinem Aufbau das Hämoglobin, nur dass es anstelle des Magnesiums ein Eisenatom trägt. Das gerüstbildende Element ist bei den Pflanzen der Stängel mit seinen Blättern, beim Menschen die Wirbelsäule mit den Rippen.

Das *Stoffwechsel-Gliedmaßen-System* umfasst mit der Verdauung Stoffabbau und -umwandlung. Die Fortpflanzungsorgane sorgen für die Vermehrung, wie dies bei der Pflanze in der Blüte geschieht. Im Stoffwechselsystem dominiert die Wärme, ebenso wie in der Blüte, wo durch feine Messungen höhere Temperaturen als in der übrigen Pflanze festgestellt wurden. Welche Schlussfolgerungen lassen sich nun für die Ernährung daraus ziehen?

Die drei Bereiche des Menschen

Nerven-Sinnes-System	**Rhythmisches System**	**Stoffwechsel-Gliedmaßen-System**
Verhärtetes (Schädel)	Vermittelndes	Verströmendes, Auflösendes (Verdauung)
Sinnesorgane (Wahrnehmung der Umwelt)	Rhythmus (Puls, Atmung)	
	Atmung	Konzentrierung (Aufbau)
Verarbeitung der Sinneseindrücke	Blutkreislauf	Stoffwechsel, Fortpflanzung
Kühle, Starre	Hämoglobin	Wärmeprozesse, Beweglichkeit

Die Pflanzenorgane haben Beziehungen zu den menschlichen Bereichen. Eine Wurzel spricht überwiegend den Nerven-Sinnes-Bereich an, eine Frucht den Stoffwechsel. Die Wurzel mit ihrem Kältebezug erfordert vom Menschen mehr Eigenwärme, während das Fruchtige Wärme zuführt. Will man seine Denktätigkeit anregen und sich wach halten, also seine Nerven-Sinnes-Organisation kräftigen, so wird man mehr Wurzelgemüse verzehren. Zur Stärkung der Lunge werden in der Diätetik Blattsalate gegeben; bei Stoffwechselbeschwerden zur Regulierung Wurzelgemüse. Wenn dagegen der Stoffwechsel geschwächt ist und verstärkt werden soll, gibt man Früchte zur Anregung. Aus dem Samen geht eine neue Pflanze hervor, er stützt daher den Organismus allgemein.

Dreigliederung des Menschen und der Pflanze

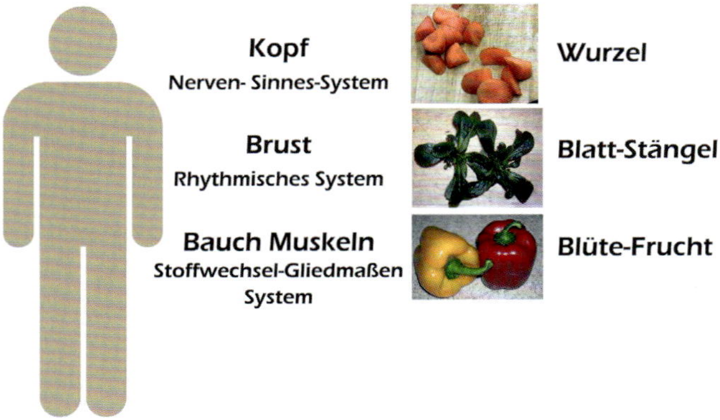

So einfach wie es scheint, sind die Zusammenhänge aber nicht. Es gibt nicht nur die dominante Wirkung des Pflanzenorgans, sondern andere Kräfte, die diesen Einfluss abmildern, überlagern oder stärken. So kann die Pflanzen*art* so dominierend wirken, dass alle Pflanzenorgane davon geprägt sind. Daher zeigt die Rote Bete mit ihrer roten Farbe, dass nicht die reinen Wurzelkräfte, sondern Blütenhaftes hinein wirkt. Es modifiziert die Wurzelkräfte. Tatsächlich ist die Rote Bete leichter verdaulich als andere Wurzelgemüse, sogar für Kleinkinder geeignet. Es gibt kaum eine Pflanze, die den idealen Typ einer Wurzel-, Blatt-, und Blütenpflanze in ausgewogener Harmonie verkörpert. Der Mensch muss immer seine Beobachtung über Farbe, Duft oder Formen der Pflanze mit einbeziehen, um zu einer Aussage über die Wirkung zu kommen wie am Beispiel der roten Bete gezeigt. So benötigt man gewisse Grundkenntnisse der Wachstums- und Anbaubedingungen der Pflanzen. Hier liegen allerdings Schwierigkeiten, denn sehr viele Menschen haben kein Bild von der botanischen Zuordnung der Nahrungspflanzen zu den entsprechenden Pflanzenorganen. Um wie vieles schwerer ist es da, die wirkungsmäßige Entsprechung herauszufinden. Hier liegen noch viele Aufgaben für die Forschung und die Information der Verbraucher (s. S. 76).

Einflüsse von Anbau und Ernte

Die Landwirtschaft hat sich in den letzten 100 Jahren enorm verändert. Dazu gehören die Verwendung von Stickstoffdünger, Bioziden gegen unerwünschte Pflanzen oder sogenannte Schädlinge, industrielle Produktionsmethoden und in einigen Ländern bereits die Verwendung von gentechnisch veränderten Pflanzen und Tieren. Als die meisten dieser Veränderungen noch bevorstanden, begründete Rudolf Steiner 1924 mit dem Landwirtschaftlichen Kurs die biologisch-dynamische Wirtschaftsweise.[3] Mit ihr soll eine Lebenslandwirtschaft verwirklicht werden, die den Boden lebendiger macht, die Bodenfruchtbarkeit langfristig erhält und steigert sowie Pflanzen und Tieren ein artgemäßes Wachstum ermöglicht. Die Lebensmittel aus diesem Anbau werden unter dem Namen *Demeter* angeboten. Demeter ist die griechische Göttin der Fruchtbarkeit.

Später entwickelten sich andere Bio-Anbaumethoden wie von Bioland oder Naturland. Diese natürlichen Anbauweisen werden als ökologische oder Bio-Landwirtschaft bezeichnet. Die Bio-Landwirte müssen die gesetzlichen Vorgaben der *EU-Öko-Verordnung* einhalten und sich kontrollieren lassen. Sie verzichten auf den leicht löslichen Mineraldünger, verwenden keine Biozide und haben Vorgaben für Tierhaltung und Verarbeitung. Die *Richtlinien der Anbauverbände* verlangen mehr und garantieren dem Verbraucher eine weitergehende Bio-Qualität. In der EU erkennt man Bio-Lebensmittel an der Kontrollstellennummer und dem EU-Bio-Zeichen. Die Bio-Anbauverbände haben zusätzlich eigene Zeichen wie das Demeter-Logo. Bio-Lebensmittel bekommt man in Naturkostläden, Bio- und konventionellen Supermärkten. Die Verwendung von Demeter oder anderen Lebensmitteln ist nicht nur empfehlenswert für die eigene Gesundheit, sondern auch für die Pflanzen, Tiere, Erde und Umwelt.

EU-Bio-Zeichen

3 Steiner, R.: Geisteswissenschaftliche Grundlagen zum Gedeihen der Landwirtschaft. 8 Vorträge 7.-16.6.1924. GA 327. Rudolf Steiner Verlag Dornach 1984

Erntezeitpunkt

Durch die *Ernte* wird das Wachstum bzw. die Reifung der Pflanze beendet. Viele Früchte reifen noch eine Zeitlang weiter, bis der Verderb einsetzt. Gerade der Zeitpunkt der Ernte ist von besonderer Bedeutung, weil er die augenblickliche Entwicklungsphase der Pflanze festschreibt. So befinden sich die Pflanzen am Morgen in einer Entfaltungstendenz, die Säfte steigen auf; am Abend dagegen zieht sich die Pflanze zusammen, die Säfte konzentrieren sich. Gegen Mittag und Mitternacht durchläuft die Pflanze ein gewisses «Leerstadium» oder auch Chaos. Erfolgt die Ernte am Morgen, so haben die Pflanzen eine Tendenz zur Lockerung, am Abend dagegen eine zur Verfestigung. Wurzelgemüse sollen am Abend geerntet werden, wenn ihr Wurzelcharakter verstärkt, dagegen am Morgen, wenn er geschwächt werden soll. Blüten für Tee haben eine stärkere Wirkung, wenn sie am Morgen geerntet werden. Sicherlich lässt sich ein solcher Erntezeitpunkt nicht in jeder Erwerbsgärtnerei einhalten. Aber für besonders empfindliche oder kranke Menschen kann bei einer Diät hierauf geachtet werden. Die *Lagerung* der Nahrungspflanzen ruft fast immer eine Verstärkung der Wurzelkräfte hervor: Die Pflanze altert, und die anderen Lebenskräfte ziehen sich zurück. Die zarten Kräfte des Blütenhaften vergehen dabei eher als die stabilen der Wurzel.

Einflüsse der Zubereitung

Bei der Zubereitung geht es meist um Zerkleinerungsprozesse und Temperatureinflüsse. Dies schwächt die Pflanze, hilft aber dem Menschen, sie zu verdauen. Noch entscheidender kann eine Wärmebehandlung wie Blanchieren, Dünsten oder Kochen sein. Wärme lockert die Struktur der Pflanze und führt eine Art «Nachreifung» durch. Die gekochte Pflanze wird blütenhafter. Ein roher Sellerie z.B. ist schwer verdaulich, ein gekochter aufgelockerter ist besser zu verwerten. Dabei muss sich die Wärmezufuhr angepasst vollziehen. Das richtige Maß ist von der Pflanze abhängig. Ein Sellerie verträgt mehr Wärme als Spinat. Diese Einflüsse zeigen, wie der Mensch durch differenzierte Zubereitung die Nahrung verändern kann. Eine der Pflanze und dem Menschen entsprechende Änderung bewirkt eine Wertsteigerung und setzt Kräfte frei, die sonst für den Menschen nicht nutzbar wären.

Nahrung aus verschiedenen Naturreichen

In der menschlichen Ernährung werden Pflanzen und Tiere und in geringem Maße auch Minerale verzehrt. So nimmt der Mensch Anteil an allen Reichen der Natur. Allerdings ist die Bedeutung der einzelnen Nahrungsmittel unterschiedlich in Bezug auf Qualität und Quantität. Mengenmäßig hat die *pflanzliche Nahrung* den größten Anteil. Es folgen die *tierischen Nahrungsmittel* und in geringer Menge die Minerale. Es gibt Menschen, die auf tierische Nahrungsmittel verzichten. Dabei unterscheidet man z.B. Veganer, Lakto-Vegetarier oder Ovo-lakto-Vegetarier (mit Eiern).

Der *mineralische* Anteil unserer Ernährung wird hauptsächlich durch das Salz repräsentiert, andere Salze bzw. Mineralstoffe sind in den pflanzlichen oder tierischen Nahrungsmitteln enthalten. Mineralisch sind ferner noch Säuren wie Essig, Zusatzstoffe und Nahrungsergänzungsmittel wie Calciumtabletten etc. Auf den mineralischen Anteil in der Nahrung könnte man verzichten. Minerale werden über die Pflanzen aufgenommen. Nur die pflanzlichen Nahrungsmittel sind für die Ernährung unentbehrlich.

Tierreich	Haustiere, Milch, Honig Wildtiere Fische Insekten Schalentiere, Weichtiere
	Pilze (Wald- und Kulturpilze)
Pflanzenreich	Kulturpflanzen, Wildpflanzen Wasserpflanzen: Algen
Einzeller – Mikroorganismen	Bakterien, niedere Pilze (Hefen)
Mineralreich	Salz, Substanzen wie Mineralstoffe, Vitamine, Säuren, Zusatzstoffe, synthetische Aromen

Historische Entwicklung der Ernährung

Wie sah die Ernährung früher aus? Die Historiker ermittelten, dass die Frühmenschen überwiegend pflanzliche Nahrung wie Beeren, Blätter, aber auch Insekten aßen. Die Jagd entwickelte sich später. Erst als die Menschen sesshaft wurden, begann mit Ackerbau und Viehzucht eine regelmäßige gemischte Ernährung.[4] Noch im griechischen und römischen Reich wurde Fleisch als weniger wertvoll als Brot bzw. Getreide angesehen. Sicherlich spielte dabei auch die schlechte Haltbarkeit tierischer Lebensmittel bei den damaligen Lagerbedingungen eine Rolle. Erst am Ende des römischen Reiches erreichte der Fleischkonsum eine große Bedeutung, wie aus Schilderungen von Essgelagen abzulesen ist. Im *Spätmittelalter* (14./15. Jh.) war das Fleisch eine durchaus übliche Speise. Es war leichter als Getreide zu beschaffen, denn Weideland gab es genug, und Vieh benötigte außer einem Hütejungen nicht viel. Der Ackerbau dagegen verlangte viel Arbeit, sollte er ausreichend Früchte erbringen. Daher gaben die Bauern zu dieser Zeit viele der bestehenden Felder auf, um mehr Vieh zu halten. Im *frühen Mittelalter* war die Ernährung dagegen reich an pflanzlichen Lebensmitteln. Fleisch und Eier hatten eine weitaus geringere Bedeutung. Die *Neuzeit* im *16. Jh.* führte wieder zu einer Hinwendung zum Getreide, denn man benötigte mehr Nahrung. Die brachliegenden Böden, sogenannte Wüstungen wurden bestellt und an den Küsten Deutschlands wurde der Deichbau betrieben, um neu geschaffene Felder zu schützen.[5] Zu gleicher Zeit entwickelte sich auch ein lebhafter Getreidehandel. Der Fleischverbrauch ging stark zurück. An alten Dokumenten ist abzulesen, dass sich der Roggenpreis gegenüber dem Rindfleisch verdreifachte, obwohl immer mehr Getreide angebaut wurde. Zu dieser Zeit ernährten sich die Bauern und Städter überwiegend von Brot, Getreidebrei, Milch, Rüben, Erbsen und Kohl. Im *18. Jh.* trat dann die Kartoffel auf und verdrängte teilweise das Getreide. In dieser Zeit nahm die Armut bei der wachsenden Bevölkerung zu. So berichtete ein württembergischer Weingärtner um 1847, dass seine tägliche Nahrung morgens aus Kartoffeln und mittags aus Brot und Rettich bestehe, Salz könne er sich nur selten leisten. *Ende des*

4 Elmadfa, I., Leitzmann, C.: Ernährung des Menschen. Eugen Ulmer Verlag Stuttgart 2019. S. 21f.

5 Abel, W.: Stufen der Ernährung. Eine historische Skizze. Göttingen 1981

19. Jh. begann der Fleischverbrauch wieder zu steigen. So verbrauchte ein Deutscher um 1850 etwa 22 kg Fleisch, 1974 waren es 83 kg und 2020 bei 85 kg mit leicht rückläufiger Tendenz für die Zukunft. Der Eierverbrauch versechsfachte sich in den letzten 100 Jahren. Dagegen sank in dieser Zeit der Anteil an Kartoffeln um 40 % und an Getreide etwa um 50 %. Aktuell steigt der Verbrauch an Getreide wieder an.

Geschichtlich gesehen, gab es also mehrere «Wellen» beim Verbrauch von Fleisch. Höhepunkte lagen am Ende der griechisch-römischen Kultur, im Spätmittelalter und heute. Interessant ist hieran, dass offenbar gegen Ende einer Kulturperiode die Ernährung reicher an Fleisch wurde. Am Beginn einer Kulturperiode zeigt die Nahrung einen hohen pflanzlichen Anteil, besonders bedeutend ist Getreide. Da auch wieder etwas mehr Getreide und andere pflanzliche Nahrungsmittel verbraucht werden, könnte man versucht sein, Rückschlüsse auf einen neuen Zeitimpuls zu ziehen.

Entwicklung aus anthroposophischer Sicht

Eine weiterreichende ernährungsgeschichtliche Betrachtung ermöglicht die geisteswissenschaftliche Forschungsmethode Rudolf Steiners. Sie überschaut Zeiträume, die weit über den Erdenzustand zurückreichen, als der Mensch am Beginn seiner Entwicklung stand und ein ganz anderes physisches Erscheinungsbild aufwies. Daher war die Ernährung völlig anders gestaltet; sie entsprach in diesen weit zurückreichenden Epochen nicht unseren heutigen Vorstellungen.[6]

Am Anfang der menschlichen Evolution gab es eine Ernährung aus den Kräften der umgebenden Natur. Der Mensch nahm noch keine Substanzen in unserem Sinne auf, da solche gar nicht existierten. Die erste substantielle Nahrung ging einher mit der Verdichtung und Herausbildung eines festen menschlichen Körpers. Es war zunächst eine *milchähnliche* Substanz, die ähnlich wie Luft aufgenommen wurde. Dem folgte eine *Pflanzennahrung*, welche die Menschen zunächst in

6 Steiner, R: Die Entwicklung der Ernährungsformen. Vortrag 4.11.1905 „Grundelemente der Esoterik" GA 93a. Rudolf Steiner Verlag Dornach 1987. S. 240-250

der Natur sammelten. Später hegten sie einzelne Wildpflanzen, bis es schließlich zu gezielten Züchtungen kam. Diese enormen Leistungen waren nur möglich, weil damals die Natur ebenso wie der Mensch noch in anderen Kräftestrukturen lebten. Die Bildekräfte, die lebendigen Gestaltungskräfte, erwiesen sich als plastisch und beweglich. Sie ermöglichten Züchtungen in ganz anderem Maße als heute. Es entstand die Landwirtschaft mit Ackerbau. Etwas später begann die Tiernahrung wichtig zu werden. In der nachfolgenden Zeit bekamen auch die Minerale wie Salz oder in den mineralischen Zustand gebrachte Lebensmittel wie Alkohol ihre Bedeutung. In dieser nachatlantischen Periode befinden wir uns noch. Diese kurze Darstellung zeigt, dass neben den Kräften zunehmend die Substanz an Bedeutung gewinnt gemäß der Verfestigung der Erde und auch der Entwicklung des menschlichen Körpers.[7] Heute nehmen die mineralischen Anteile der Nahrung vermehrt zu. Aber diese Entwicklung braucht Zeit. Wird sie zu sehr beschleunigt, führt sie zu Krankheit, wie es beispielsweise an dem Überkonsum von Speisesalz und Zucker abzulesen ist.

Längerfristig gesehen wird die pflanzliche Kost die Hauptrolle spielen, denn für die Zukunft braucht der Mensch eine Nahrung, die ihm mehr innere Spannkraft ermöglicht. Dies vermag die pflanzliche Nahrung besser als die tierische Kost. Weitergehend werden die Kräfte der Nahrung wichtiger als die Stoffe sein. Allerdings handelt es sich dann hierbei nicht wie in vergangenen Zeiten um eine bloße Aufnahme solcher Lebenskräfte der Umgebung, sondern der Mensch muss künftig einen Beitrag zum Zustandekommen leisten. Die Ernährung der Zukunft wird somit mehr auf einer vom Menschen gestalteten Nahrung aufbauen.[8]

---

7 Schmidt, Gerhard: Dynamische Ernährungslehre. Bd. 1. St. Gallen 1980, S. 258-274.

8 wie Anm. 6, S. 247ff.

Die Anthroposophische Ernährung

orientiert sich an den individuellen Bedürfnissen des Menschen, hat also keine Ernährungsvorschriften. Sie entstand am Anfang des 20. Jh. als Erweiterung der naturwissenschaftlichen Ernährungsanschauung und der Berücksichtigung alter Ernährungserkenntnisse und nicht stofflicher Seinsebenen (Ätherischem, Geistigem). Anthroposophie heißt Weisheit vom Menschen, sie wurde von Rudolf Steiner (1861-1925) begründet. Die anthroposophische Ernährung basiert auf diesem Natur- und Menschenverständnis und ist allen Kulturen offen. Im Detail kann die Praxis der anthroposophischen Ernährung in den einzelnen Ländern und Kulturkreisen anders gestaltet sein.

Grundlagen

In der Anthroposophischen Ernährung werden außer Nährstoffen auch Wachstums- und Reifekräfte (Bilde- und Vitalkräfte) der Lebensmittel als Qualitätsfaktoren mit einbezogen. Daraus leiten sich Ernährungs- und Qualitätsempfehlungen ab. Für die Ernährung sollten die Lebensmittel möglichst aus biologisch-dynamischem Anbau stammen. Bei der Verarbeitung ist es wichtig, dass die hohe landwirtschaftliche Qualität sich fortsetzt und den Bedürfnissen des Menschen entspricht. Die Lebensmittel sollten fair gehandelt werden (fair economy, assoziatives Wirtschaften).

Zudem gibt es Empfehlungen, Rhythmen der Natur (Jahreszeiten) und regionale Produkte einzubeziehen. Aufgrund des anthroposophischen Naturverständnisses werden Wirkungen von Lebensmitteln z.B. von Getreide und Kartoffeln beschrieben, die aber keine generelle Empfehlung für Verwendung oder Weglassen darstellen. Es kann durchaus ein Lebensmittel für einzelne Menschen geeignet sein, während es für andere ungünstig wäre.

Diese Beurteilung beruht auf dem anthroposophischen Menschenverständnis. Hiernach wird der Mensch nicht nur als körperliches Wesen, sondern mit eigenständigen vitalen, psychischen und geistigen Bereichen gesehen, z.B. eine mögliche Differenzierung nach Konstitutionstypen und Temperamenten oder die Einbeziehung von

Körperrhythmen. Die Konstitution beruht auf dem Zusammenwirken von der funktionellen Dreigliederung von Nerven-Sinnes-, Rhythmischem und Stoffwechsel-Bewegungs-System, die Temperamente auf der Dominanz eines der vier Wesensglieder.

Freie Nahrungswahl und Eigenverantwortung

Die Anthroposophische Ernährung lässt den Menschen frei in seiner Nahrungswahl, setzt auf Erkenntnis (Aneignung von Ernährungswissen), Wahrnehmung der Essbedürfnisse (innere Zufriedenheit) und eigenverantwortliche Umsetzung (aktives Handeln). Dies erfordert geistiges Interesse und sensible Sinneswahrnehmungen bzw. deren Schulung von Kind an. In der Ernährungspraxis hat sich eine überwiegend ovo-lakto-vegetabile Ernährung mit wenig oder ohne Fleisch und Fisch bewährt. Als Grundnahrungsmittel werden die Getreidearten bevorzugt.

Die Sinneswahrnehmungen „Ernährung durch die Sinne“ gelten als wichtige Komponenten der Ernährung. Eine bewusste Esskultur (regelmäßige Mahlzeiten, Ruhe, Essen in Gemeinschaft, Tischatmosphäre) wird darüber hinaus als Teil der Anthroposophischen Ernährung verstanden.

nach Sektionskreis Ernährung an der Freien Hochschule
für Geisteswissenschaft Goetheanum

3. Die Lebensmittel

Tierische Nahrungsmittel

Zu den tierischen Lebensmitteln gehören Milch und Milchprodukte, Eier, Fische und Meeresfrüchte, Fleisch und Wurst. Auch *Honig* zählt als tierisches Lebensmittel, wenngleich es den pflanzlichen Süßungsmitteln ähnlich ist (s. S. 122). Die *Milch* unterscheidet sich von den anderen, denn sie ist kein Tierkörper, sondern ein Absonderungsprodukt des Muttertieres, das der Ernährung des Jungtieres dient. Würde Milch im Körper des Muttertieres verbleiben, beispielsweise eine Kuh nicht gemolken werden, so bekäme sie Gesundheitsstörungen. Milch wird von dem weiblichen Tierorganismus gebildet und abgegeben. Das *Ei* bleibt auch nicht im Körper der Henne, sondern wird gelegt. Im Gegensatz zur Milch entsteht aus dem Ei ein Küken, sofern es befruchtet wurde. So ist das Ei stärker dem Tier zugehörig als die Milch.

Der *Fisch* hingegen ist ein lebendes Tier. Um ihn zu essen, muss man ihn töten. Mit ihm verzehrt man den Tierkörper. Der Fisch lebt im wässrigen Milieu und hat eine Beweglichkeit und Plastizität, die den Landtieren fehlt. Er hat eine Beziehung zum Flüssigen und unterliegt nicht so sehr der Verfestigung wie die Haustiere, überhaupt die Landtiere, von denen unser Fleisch stammt. Zudem ist der Fisch kein gezähmtes Haustier und lebt aus seinen ursprünglichen Instinkten.

Das *Fleisch* stammt überwiegend von unseren Haustieren wie Rind oder Kalb, Schwein, Schaf, Ziege und Geflügel. In anderen Ländern werden auch Pferd oder andere Rinder gegessen. Wild hat eine untergeordnete Bedeutung. Damit man Fleisch verzehren kann, muss das Tier getötet oder geschlachtet werden. Beim Fleisch und Fisch nimmt der Mensch also die Stoffe und Kräfte des ganzen Tieres in sich auf. Das sind neben den Lebenskräften auch die Kräfte des Seelischen in ihren stofflichen Ausprägungen. Sie repräsentieren die Tierart und vermitteln die Empfindungen und Gefühle des jeweiligen Tieres. Solche Kräfte sind selbstverständlich im Ei in viel geringerem Maße enthalten, da es kein fertiges Tier ist. Bei der Milch ist dies noch deutlicher. Jede Tiermilch ist durch die Tierart spezialisiert und unterscheidet sich bis in die Stoffkomposition hinein, vor allem aber in ihrem Kräftegefüge.

Seelische Prägungen des Tieres sind jedoch kaum vorhanden. Daher nimmt die Milch bei Vegetariern eine Mittelstellung zwischen Tier und Pflanze ein und gilt oft nicht als tierisches Lebensmittel.[9]

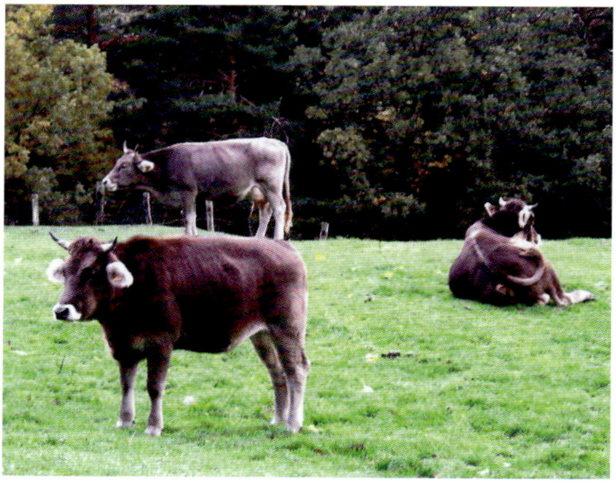

Alle tierischen Nahrungsmittel, in geringem Maße auch die Milch, wirken «beschwerend» auf den Menschen. Dies hängt mit dem Eiweißgehalt zusammen. Diese Tatsache lässt sich beim Neugeborenen beobachten, das aus dem Fruchtwasser mit seinen Auftriebskräften in die Schwere der Erde geboren wird. Es hat in seinem Körper noch viel Wasser, ist in der Körperform ungefestigt und während seiner langen Schlafzeiten oft «abwesend» von der Erde. Die Milch hat die Aufgabe, dem Kind den notwendigen Erdenbezug zu vermitteln. Es soll in die irdischen Verhältnisse hineinwachsen. Da die Tiermilch diese Aufgabe für die jeweiligen Jungtiere erfüllt, ist sie für den menschlichen Säugling so nicht geeignet und muss der Muttermilch entsprechend gemischt werden.

Die Beschwerung vermitteln Eier und noch stärker Fisch und Fleisch. Sie äußert sich bei manchen Menschen in Müdigkeit nach dem Essen sowie in einer stärkeren Hinwendung zum Realen, der Verbundenheit mit der irdischen Welt.[10] Zu viele tierische Produkte können den Menschen arm an Phantasiekräften machen, er bindet sich zu sehr an irdische Sachzwänge. Zuviel pflanzliche Nahrungsmittel können dagegen zu einem verträumten Verhalten führen. Diese Menschen «schweben» sozusagen durch das Leben und sind praxisfremd. Wie sich die einzelnen Komponenten beim individuellen Menschen auswirken, ist unterschiedlich, es hängt von der Konstitution und dem Temperament ab.

9 Kühne, P.: Vegetarische Ernährung und Anthroposophie. Literaturstudie. Arbeitskreis für Ernährungsforschung Bad Vilbel 2005

10 Steiner, R.: Ernährungsfragen im Lichte der Geisteswissenschaft. Vortrag 17.12.1908 GA 57„Wo und wie findet man den Geist?“ Rudolf Steiner Verlag Dornach 1984. S. 174ff.

Das Tier ist ein Lebewesen, das außer seinem belebten Körper eine Seele besitzt. In ihr wirken Leidenschaften, Emotionen, Zuneigungen und Ablehnungen. Die Pflanze besteht aus ihrem belebten Körper. Seelische Berührung erhält sie von außen, beispielsweise durch Insekten. Beim Tier erhält der Körper seine Prägung durch die lebendigen und seelischen Kräfte. Wird das Tier nun getötet oder stirbt es, so zieht sich die Seele zurück, die Ätherkräfte verlassen langsam den Tierkörper. Beim Verzehr einer tierischen Nahrung nimmt der Mensch das Stoffliche des Körpers, die Ätherkräfte und die seelischen Prägungen auf.

Die Pflanzenkost erfordert, dass der Mensch sich diese Kräfte selber aufbaut. Eine solche Aufgabe belastet den Menschen, stärkt ihn aber auch. So unterstützt Pflanzenkost Kräfte, welche die gedanklich-spirituelle Arbeit erleichtern.[11] Allerdings muss der Mensch sie auch nutzen, denn sonst führen sie zu Störungen.[12] Eine vegetarische Lebensweise, die nur aus ärztlicher Anordnung praktiziert wird, obwohl man eigentlich nach Fleisch verlangt, ist wenig gesundheitsförderlich. Die Spannung zwischen innerem Wollen und äußerem Unterlassen schädigt. Es kommt auf die individuellen Bedürfnisse an.

Milch und Milchprodukte

Die Milch stammt vom Tier wie Kuh, Schaf oder Ziege. Sie dient der Ernährung des neugeborenen Säugetieres für Kalb, Lamm, Zicklein oder auch des menschlichen Kindes. Milch wird im Tierkörper aus dem Blut in den Milchdrüsen erzeugt. Während das Blut im Körper verbleibt, muss die Milch abgegeben werden, damit das Tier nicht krank wird. Insofern ist Milch kein Bestandteil des Tierkörpers und wenig geprägt von dem Seelischen des Tieres. Weitere Merkmale zeigen, dass Milch den Pflanzen ähnelt in seiner Nährstoffzusammensetzung mit geringem Eiweiß- und höherem Kohlenhydratgehalt (Milchzucker). Daher säuert Milch wie vergehende Pflanzen. Fleisch fault aufgrund des Eiweißgehaltes. Ferner ist Milchfett leicht, während Fleischfette schwerer verdaulich sind.

11 Steiner, R.: Ursprung und Ziel des Menschen. Vortrag 9.2.1905, GA 53, Rudolf Steiner Verlag Dornach 1981, S. 227

12 Steiner, Rudolf: Ernährungsfragen und Heilmethoden. Vortrag 22.10.1906 in: „Ursprungsimpulse der Geisteswissenschaft" GA 96, Dornach 1989, S. 174f.

Milchähnliche Flüssigkeiten

Neben der Tiermilch, die zur Ernährung des Jungtieres dient, gibt es noch andere Arten von «Milch». Da wäre zunächst der weiße Saft in verschiedenen Pflanzen zu nennen. Er findet sich bei den Wolfsmilch-, den Mohngewächsen und den zungenblütigen Korbblütlern. Meist ist dieser Milchsaft giftig, oftmals aber auch nur bitter z.B. bei Salaten. Wenn er bei Beschädigungen heraustritt, so gerinnt er sofort. Man könnte sagen, dass er eher dem Blut als der Tiermilch verwandt ist. Ferner kennt man noch «Milch» bei Fischen. Es handelt sich um die Samenflüssigkeit der männlichen Tiere, der Milchner. Eine weitere Quelle von «Milch» ist das Getreidekorn. Man spricht von der Milchreife, wenn das Innere des Korns noch halbfest bis flüssig ist und sich beim Öffnen des Korns milchig und weißlich zeigt. Getreidemilch wie Reisdrink stammt aber nicht daher, sondern aus dem gekochten Korn, das mit Wasser und Öl versetzt wird. Genauso ist es mit Sojamilch (Sojadrink). Während beim Fisch die «Milch» nach außen abgegeben wird, ist die «Milch» des unreifen Getreidekorns eher dem Blut verwandt, da es sich um eine Innenflüssigkeit handelt, die zu den eigentlichen Inhaltsstoffen des Korns verfestigt wird. Offenbar gibt es zwei Arten von «Milch»: jene, die sich absondert, und die, welche eigentlich mehr dem Blut verwandt ist, und sich im Inneren des Organismus befindet.

Eine Klärung dieser Tatsache bringt ein Blick in die Entwicklungsgeschichte der Ernährung, wie sie Rudolf Steiner dargestellt hat. Die Milchernährung war in der vorlemurischen Zeit, etwa dem Paläozoikum vorherrschend (s. S. 21). Der Mensch sog sie aus der Umgebung. Auch heute noch wird die Milch im Kleinkindalter gesaugt. Die Neugeborenen vollziehen eine Art Nachentwicklung dieser alten Ernährungsform. Die oben genannten Pflanzen, die Milchsaft enthalten, ahmen demnach eine alte Entwicklung nach.

Bedeutung der Milch für den Menschen

Heute ernährt sich der Mensch vor allem in seinen ersten drei Lebensjahren von Milch. Danach können Teile der Weltbevölkerung den Milchzucker nicht mehr richtig verdauen. Dazu zählen viele Asiaten und Afrikaner und wenige Europäer. Heute erobern sich jedoch Joghurt und Milch auch einen Platz in Japan oder China. Die Milch gehört besonders zur Ernährung der Nord- und Mitteleuropäer, denn schon in Südeuropa findet man bedingt durch klimatische Gegebenheiten viele gesäuerte Milchprodukte und Käse. Ebenso verbreitet ist Milch bei den europäischstämmigen Nordamerikanern und Australiern. Der Milchzuckergehalt sinkt mit der Säuerung, Käsereifung oder Entzug der Molke. Käse ist daher verträglicher für Menschen, die Milchzucker nicht gut verdauen können.

Milchzuckergehalt in g/100 g Lebensmittel

Hart- und Schnittkäse	nichts
Feta	0,5
Butter	0,7
Doppelrahmfrischkäse	2,6
Quark 20 % Fett	2,7
Schlagsahne	3,4
Kuh-, Ziegenmilch	4,8
Muttermilch	7,1

Quelle: Die große GU Nährwert Kalorien Tabelle. München 2020/21

Milch vermittelt eine gewisse Festigkeit und Erdenschwere, was sich bereits an ihrem Kalzium- und Eiweißgehalt ablesen lässt. Damit erleichtert sie dem Kind, sich nach der Geburt an die irdischen Verhältnisse zu gewöhnen. Der ältere Mensch tendiert eher dazu, sich zu verhärten. Hier ist die Milch nicht angebracht, gesäuerte Milchprodukte sind geeigneter, da ihre Eiweißstruktur gelockert ist.

In manchen Kinderbüchern finden wir noch die idyllische Situation beschrieben, wie eine Bäuerin, auf dem Melkschemel hockend, ihre wenigen Kühe melkt. Das ist vorbei. Es haben sich in den letzten Jahrzehnten entscheidende Veränderungen in der Tierzucht und -haltung, der Molkerei und im Handel ergeben. Während früher eine Milchkuh ca. 4000 kg Milch pro Jahr abgab, sind die Werte auf bis 10.000 kg gestiegen. Erreicht wurden diese unglaublichen Steigerungen durch Zucht und veränderte Fütterung. Rein äußerlich fallen die Hochleistungskühe durch große Euter auf; Probleme mit Entzündungen sind leider nicht ausgeblieben. Das Futter – früher nur Raufutter wie Gras, Heu und Silage – enthält heute den physiologisch maximalen Anteil an Kraftfutter wie Sojaschrot oder Mais. Dazu kommt, dass die Landwirte mehr Kühe halten als früher und das Melken mechanisiert oder elektronisch gesteuert ist. Die Milch gelangt sofort in Tanks, wo sie unter Rühren gekühlt wird. Die frühzeitige Kühlung verändert die Bakterienzusammensetzung, da die Milchsäurebakterien bei diesen Temperaturen nicht mehr wachsen. Die Milch wird also nicht so schnell sauer, der Tankwagen kann seltener kommen, um sie in die Molkerei zu bringen. Aber es bilden sich Bakterien, die bei späterer Butter- und Käsebereitung zu Störungen und Fehlgärungen führen können und für einen bitteren Geschmack verantwortlich sind (Clostridien). Auch der Tagesablauf der Kühe ist ein anderer geworden. Die wenigsten kommen tagsüber auf die Weide, da das Heimholen zum Melken zu aufwendig ist. Für Bio-Kühe ist jedoch Weidegang vorgeschrieben.

demeter

All diese Veränderungen zeigen die veränderten Lebensgewohnheiten. Bedauern wir es oder wollen es ändern, so müssen wir auch unsere Ansprüche danach einrichten. Die biologisch-dynamische Milchwirtschaft (unter dem Namen Demeter verkauft) bietet eine Alternative. Die Tiere haben Weidegang, biologisch-dynamisches Futter und dürfen ihre Hörner behalten.

Milchverarbeitung

In der Molkerei wird die Milch angeliefert, gelagert, erhitzt, separiert (zentrifugiert) und abgefüllt. Es entstehen auf diese Weise die verschiedensten Milchprodukte. Laut Gesetz muss Milch in Deutschland pasteurisiert werden, um in den Handel zu gelangen. Ausnahmen sind nur der Ab-Hof-Verkauf von Rohmilch in kleinen Mengen und die aus besonders kontrollierten Ställen stammende Vorzugsmilch.

Ferner wird Milch, außer Demeter-Milch, zur Verhinderung der Aufrahmung homogenisiert. Dabei werden die Fettkügelchen zerschlagen, die schützende Eiweißhülle zerrissen. Dies ist gesundheitlich umstritten und wird bei empfindlichen Kindern mit Allergien in Verbindung gebracht.[13] Die üblichen Wärmebehandlungen sind: Pasteurisieren, Hocherhitzen oder Ultrahocherhitzen (s. Übersicht).

13 Beck, Alexander: Die Homogenisierung von Milch und ihre Bedeutung für Allergien gegen Kuhmilch. Ernährungsrundbrief 1/2001, S. 42ff.

Alle diese Verarbeitungsschritte sind Eingriffe in die Lebendigkeit des Lebensmittels Milch, denn sie beeinträchtigen die empfindlichen Inhaltsstoffe und Kräfte.

Verfahren der Milcherhitzung

Wärmeverfahren	Temperatur in °C	Zeitbereich
Pasteurisieren		
Dauererhitzung	62-65	30 min
Kurzeiterhitzung (traditionell)	71-74	15-40 sec
ESL-Milch (Hocherhitzung)	125	10-15 sec
Mikrofiltrierung und Pasteurisierung	75	15-39 sec
Ultrahocherhitzen	135-145	1-4 sec

Neben den unterschiedlichen Wärmeverfahren unterscheidet sich die Milch noch nach ihrem *Fettgehalt*: Vorzugsmilch 4,0 bis 4,5 % je nach Rasse und Futter, Vollmilch 3,5 %, fettarme Milch 1,5 %, Magermilch 0,3 %. Das Fett wird der Milch entzogen, um als Schlagsahne oder Butter Verwendung zu finden. Heute werden vielfach fettarme Milchprodukte empfohlen, um weniger Kalorien zuzuführen. Gerade die hochwertigen Milchfette und fettlöslichen Vitamine benötigt der Mensch aber auch in begrenzter Menge.

Der Verbraucher kann wählen, und sollte selbst prüfen, welche Qualität er möchte. Demeter-Milch stammt von artgemäß gehaltenen und gefütterten Tieren. Sie ist besonders zu empfehlen, wird pasteurisiert, wenn sie im Laden verkauft wird. Die umstrittene Homogenisierung unterbleibt jedoch, auch Ultrahocherhitzen gibt es nicht.

Die gesäuerten Milchprodukte und Käse

Neben den Milchsorten werden in der Molkerei vielerlei Sauermilchprodukte hergestellt, z.B. Butter-, Schweden- oder Dickmilch, Joghurt und Quark. Bei Joghurt und Schwedenmilch handelt es sich um spezielle Kulturen, die einen bestimmten Geschmack hervorbringen. Unsere «heimischen» Sauermilchprodukte sind Dickmilch, Sauermilch und der daraus gepresste Quark. Früher war es üblich, Milch zum Säuern selber aufzustellen. Dies gelingt heute nur, wenn man sie mit einem Löffel fertiger Dickmilch oder Joghurt animpft.

Alle Sauermilchprodukte zeichnen sich durch leichte Verträglichkeit aus. Sie fördern die Verdauung, verfügen über viele Nährstoffe. Gesäuerte Milchprodukte sind daher für Jugendliche und Erwachsene geeignet, im Alter besonders zu empfehlen.

Die Milchsäurebakterien, die sich in der Milch befinden, beginnen bei richtiger Temperatur sich zu vermehren. Als Produkt ihres Stoffwechsels entsteht aus dem Milchzucker die Milchsäure. Sie hemmt das Wachstum anderer Bakterien – darunter auch von Krankheitserregern – und führt zu einer natürlichen Konservierung des Lebensmittels. Die Säuerung ist also ein Konservierungsverfahren. Dabei bilden sich Aroma und Geschmack, außerdem entstehen Vitamine und andere Vitalstoffe. Die Säuerung erhöht so die Nahrungsqualität und stärkt das vitale Element in den Produkten. Dieses wirkt positiv auf den Menschen, reguliert den Flüssigkeitsprozess, schwemmt Schadstoffe aus und hat eine reinigende Wirkung auf den Darm. Die Lebenskräfte des Menschen werden aktiviert. Diese Wirkungen werden von vielen Menschen gespürt, weshalb sie sich nach dem Essen von Sauermilchprodukten erfrischt und gekräftigt fühlen. Heute versucht man, diese Wirkung noch durch Zusatz spezieller probiotischer Bakterien zu steigern. Da zur Zeit die milden Sauermilchprodukte beliebt sind, ist die Konservierung durch die Säuerung nicht sehr stark. Deshalb werden viele zusätzlich pasteurisiert.

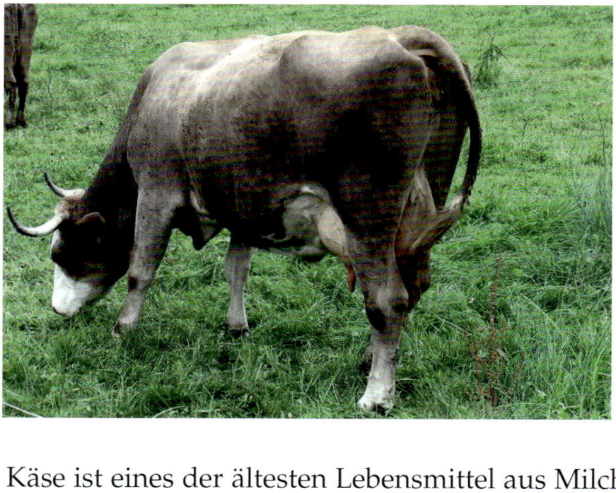

Käse ist eines der ältesten Lebensmittel aus Milch. Besonders verbreitet ist er in wärmeren Gegenden, wo er als Konservierungsform der Milch dient wie in Indien, Italien oder Südosteuropa. Zahlreiche Käsesorten in Europa finden wir in Frankreich, Holland, Italien, Schweiz, Deutschland, Dänemark und England. Käse ist kunstvoll zum Gerinnen gebrachte Milch. Er ist ein atmendes und reifendes Lebensmittel.

Seine feste Konsistenz macht ihn etwas schwerer verdaulich. Von großer Bedeutung sind der Geschmack und das Aroma. Beide können für den Verbraucher ein Indikator für die Qualität sein. Käse hat als nährstoffreiches Lebensmittel eine intensive Wirkung auf unsere Geschmacksnerven. Für 1 kg Käse werden 5-8 kg Milch benötigt.

Käse wird durch Milchsäuerung oder Labgerinnung mit einem Enzym dick gelegt, zerkleinert (Käsebruch), gepresst und gesalzen sowie zum Reifen gelagert. Die einzelnen Stadien sind je nach Sorte unterschiedlich. Bei den Schimmelkäsen (Edelpilzkäse, Roquefort, Romadur, Camembert, Brie, Münsterländer) werden spezielle Kulturen angeimpft. Die meisten Käse gewinnen ihr Aroma erst in der Reifezeit. Bei konventionellem Käse kann das Lab auch gentechnisch erzeugt sein. Bei Bio-Käse ist dies verboten.

Nährstoffgehalt von Käse pro 100 g

Käsesorte	**Energie** Kcal	**Fett i. Tr.*** %	**Fett** g	**Eiweiß** g	**Calcium** mg
Emmentaler	398	45	31,2	29	1030
Gouda	300	40	22,3	24,7	800
Tilsiter	270	30	17,2	28,7	910
Camembert	216	30	13,5	23,5	600
Harzer, Mainzer	125	10	0,7	30	125
Doppelrahmfrischkäse	339	60-87	31,5	11,3	79

*Fett i. Tr. = Fett in Trockenmasse, d.h. in getrocknetem Käse gemessen
Quelle: Die große GU Nährwert Kalorien Tabelle München 2020/21

Käse sollte bei der Lagerung genügend Luft haben, also nicht in Plastikfolien, sondern am besten in gefettetem Pergamentpapier oder einer Käseglocke aufbewahrt werden. Weichkäse und stark riechende Käsesorten trennt man, da sonst die Gerüche angenommen werden können. Weichkäse sollte vor dem Essen ½ Std. bei Zimmertemperatur stehen, um sein Aroma zu entfalten.

Fleisch, Fisch und Eier

Die Tierhaltung in der konventionellen Landwirtschaft erfolgt vor allem nach wirtschaftlichen Gesichtspunkten. Aus diesen Gründen entstand die Massentierhaltung. Tausende von Hühnern werden z.B. in Legebatterien gehalten, ohne Auslauf, ohne die Möglichkeit zum Sandbaden; Schweine stehen den ganzen Tag auf Rosten, damit ihre Pflege möglichst unproblematisch ist, und Kühe werden per Computer in Fütterungsstraßen herangezogen, wo sie aufgrund ausgetüftelter Futterkombinationen die größtmögliche Milchmenge geben. Wo läuft noch eine Hühnerschar gackernd über den Hof? Sind das Traumbilder einer überholten Bauernidylle? Was hat die Massentierhaltung gebracht? Die Landwirte verweisen auf die gestiegenen Produktionszahlen. Legte früher ein Huhn 180 Eier im Jahr, so sind es heute 250-280 Stück. Ein Ei ist relativ gesehen immer billiger für die Verbraucher geworden. Dies sind Vorteile, aber wodurch haben wir sie erreicht? Wir füttern unsere Haustiere überwiegend mit Getreide, das zum großen Teil importiert wird. Dabei muss bis zur zehnfachen Menge Getreide eingesetzt werden, um ein Kilogramm Fleisch zu erhalten. Bei uns werden 70 % des vorhandenen Getreides verfüttert, nur 30 % dienen unserer Ernährung. Es wird sogar ein Teil des Getreides verbrannt, um Energie zu gewinnen. Wir haben nur einen geringen Anteil an der Weltbevölkerung, aber einen hohen Fleischverbrauch. Müssen wir uns nicht fragen, ob dies für die Klimabilanz und Verfügbarkeit von Nahrung zu verantworten ist?

Das heutige Schwein ist leicht erregbar, so dass es beim Transport zum Schlachthof vor Angst an einem Herzinfarkt sterben kann. Den Metzgern ist bekannt, dass Fleisch von solch gestressten Tieren sich verändert: Es ist dunkel, fest bis leimartig und trocken. Stofflich stellt man eine Erhöhung der Milchsäure fest. Was geschieht, wenn Menschen ständig solche «Angst-Niederschläge» zu sich nehmen?

Tiere sind Wesen, die zu Empfindungen und Gefühlen fähig sind. Dabei ist das Leben der Tiere nicht von dem der Menschen zu trennen. Wir ernähren uns nicht nur von den Tieren, wir haben darüber hinaus eine Lebensgemeinschaft. Tiere wirken im Einklang mit allem Lebendigen an der Natur mit und ermöglichen auch dem Menschen seine Existenz auf der Erde. Daher hat die Menschheit eine Verpflichtung gegenüber der Tierwelt. Das *Artgemäße* sollte Richtschnur für unsere Beziehung zum Tier sein. So gehört zu der artgemäßen Lebensweise eines Huhns das Scharren, ein Schwein suhlt sich gern im Schlamm und ein Rind braucht die Weide, um seine Nahrung zusammenzusuchen.

Neben die Kritik an der Tierhaltung tritt noch jene an der *Tierzucht*. Unsere Haustiere wurden von jeher gezüchtet, um beispielsweise zahme, fell-, oder fleischreiche Tiere zu erhalten. Heute sind dem Tierzüchter durch moderne Methoden bis hin zur Gentechnik mehr Möglichkeiten eröffnet worden. So züchtete man dem Schwein weitere Rippen an, um mehr Fleisch zu gewinnen. Ebenso wurde die Anlage zum Fettaufbau beim Schwein reduziert, damit die Verbraucher mageres Schweinefleisch erhalten. Die Folge war, dass das Tier heute kälteempfindlicher und anfälliger für Herz- und Kreislauferkrankungen ist. Solche «Zuchterfolge» sind für das Tier ein negativer Eingriff in seinen Körper. Haben wir das Recht dazu?

Fleischqualität – artgemäße und ökologische Tierhaltung

Vonseiten der Erzeuger wird betont, wie hoch die Qualität ihrer Produkte im Lauf der Jahre geworden sei. Sicherlich hat sich die hygienische Beschaffenheit verbessert. Ferner sollen die Produkte von konstanter, gleichmäßiger Qualität sein, damit der Verbraucher jederzeit ein ähnlich schmeckendes Fleischstück bekommt. Tatsächlich haben beispielsweise Masthähnchen alle den gleichen Geschmack. Jedes Lebewesen zeichnet sich aber dadurch aus, dass es dem anderen in seiner Erscheinung nicht gleich ist. Gleichheit stammt aus der unbelebten Welt der Technik, wo ein maschinell erstelltes Werkstück von dem nächsten nicht zu unterscheiden ist. Die Gleichheit bei Nahrungsmitteln zu fördern, führt somit zum Verlust der Lebendigkeit. Die Verbraucher klagen, dass gerade Schweinefleisch beim Zubereiten an Wasser verliert, dies hängt aber mit der Schnellmast zusammen. Auch Geschmack und Aroma benötigen Zeit, um auszureifen. So erhält der Verbraucher die Nahrungsmittel zwar relativ billig, muss aber dafür einen Qualitätsverlust in Kauf nehmen. Dazu kommt, dass er mitverantwortlich an den nicht artgemäßen Haltungsbedingungen und Zuchtverfahren wird. Viele Landwirte vertreten die Meinung, dass es wirtschaftlich kein Zurück mehr gibt.

Bio- und Demeter-Landwirte halten ihre Tiere anders. Diese Nahrungsmittel sind berechtigterweise teurer. Würden ihre Mengen ausreichen, um die ganze Bevölkerung zu ernähren, wenn alle Landwirte so arbeiten würden? Hier ist zu bedenken, dass Deutschland sowieso nicht genügend Fleisch erzeugen kann, denn es mangelt an Futtermitteln. Sie müssen aus dem Ausland importiert werden. Dabei essen wir zuviel Fleisch, was gesundheitlich ungünstig ist. Würden wir auf die übergroßen Fleischmengen verzichten, so gäbe es kaum Schwierigkeiten mit der Versorgung. Die Landwirte könnten einen angemessenen Preis für ihre Waren erhalten, da sie nicht mehr mit den Massenerzeugnissen konkurrieren müssten. Man tut etwas für seine Gesundheit und verbessert die Tierhaltung.

Fische

Fisch gilt als gesunde Alternative zum Fleisch. Seefisch der Nordmeere ist reich an den gesundheitsförderlichen Omega-3-Fettsäuren, das Fischeiweiß ist leichter zu verdauen und das Spurenelement Jod ist in größerer Menge vorhanden. Allerdings wird Seefisch vielfach wild gefangen und die Fischbestände gehen Jahr für Jahr zurück. Die Überfischung ist ein globales Problem. Der Ausweg ist, die Fische in Teichkulturen zu halten (Aquakultur). Allerdings leben Karpfen oder Forellen dort oft wie Fleischtiere in einer Massentierhaltung. Auch Meeresfische wie Lachse werden in Aquakultur gehalten und auf engstem Lebensraum mit ausgeklügeltem Futter in kurzer Zeit zur Schlachtreife gezüchtet. Es gibt auch Fische aus ökologischer Haltung (Bio-Fische). Neben dem Futter sind hier die Haltungsbedingungen artgemäßer gestaltet.

Eier

235 Eier verbrauchte ein Deutscher im Jahr 2016. Seit den letzten Jahren steigt der Eierverbrauch wieder. Dies liegt auch daran, dass Eier als Fleischersatz für Vegetarier dienen.

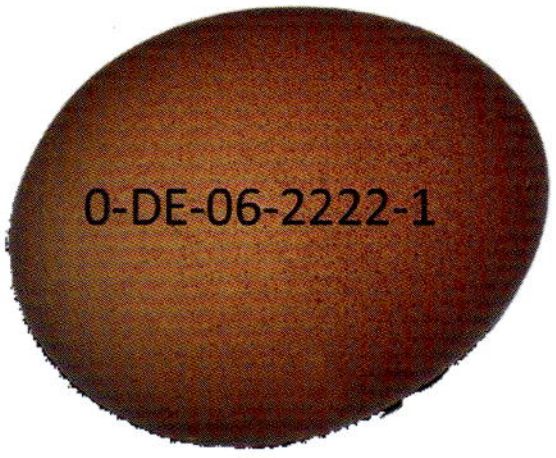

0=Bio DE=Deutschland 06=Hessen 2222=Betrieb 1=Stall

Im Ei stecken die Kräfte für die Entwicklung eines Hühnchens. Sie vermitteln dem Menschen eine Wachstumsdynamik. Kann man sie ausleben durch körperliche Aktivität, so ist das Ei passend, sitzt man aber den ganzen Tag am Schreibtisch, so sollte man zurückhaltend mit dieser Kraftnahrung sein.

Problematisch bei Eiern ist ähnlich wie beim Fleisch die Tierhaltung. In der EU sind vier Haltungssysteme erlaubt: Boden-, Freiland-, Kleingruppenhaltung und ökologische Erzeugung. Käfighaltung ist seit 2011 in der EU verboten, auch die Kleingruppenhaltung (größere Käfige mit Nest- und Sitzplatz für gut 60 Tiere) ist nur noch bis 2025 zulässig. 2015 lebten 8 % der Legehühner in ökologischer Haltung, 64 % in Boden- und 16 % in Freilandhaltung. 12 % wurden in Kleingruppen gehalten. Für die Bio-Hühner ist der Auslauf, ökologisches Futter und eine größere Mindestfläche vorgeschrieben.

In der EU müssen die Eier einen Stempel tragen, aus dem nicht nur Herstellungsland, Region und Betrieb, sondern auch die Haltungsform hervorgeht; Bio Eier = 0, Freiland- = 1, Bodenhaltung = 2 und Kleingruppenhaltung = 3. Nicht jeder Hofladen hält seine Hühner mit Auslauf, mancher Eierstand auf dem Wochenmarkt bezieht seine Ware aus Großbetrieben. Mit der Überprüfung der Nummer hat jeder Verbraucher die Möglichkeit, bei seinem Einkauf die Qualität und Haltungsform zu erfahren.

Gesundheitlich wurden Eier lange kritisch gesehen wegen des Cholesteringehalts. Dies ist inzwischen zurück genommen. Gegen einen mäßigen Verzehr spricht nichts. In der Verarbeitung werden Eier gern wegen ihrer Binde- und Emulgierfähigkeit eingesetzt. Diese Eigenschaften lassen sich auch durch pflanzliche Lebensmittel (z.B. Leinsamen- oder Chiamehl) ersetzen. Im Handel werden auch vegane Ei-Ersatzprodukte angeboten. Sie sind nicht nur für die Veganer interessant, sondern auch, wenn man kritisch gegenüber der Hühnerhaltung eingestellt ist.

Die Fette

Wenn man das Wort «Fett» hört, so steigen verschiedene Assoziationen auf; in heutiger Zeit sind es meist Antipathien. Ein fetter Körper ist unschön, fette Speisen sind unerwünscht; «fettig» wird mit hässlich und unhygienisch verbunden. In der Nachkriegszeit war das Fettauge auf der Suppe begehrt, jeder hätte gern etwas Körperfett aufzuweisen gehabt. Und im 17. Jh. galten Körpermassen besonders bei Frauen als schön, wie wir an den Bildern der Niederländischen Meister sehen können. Auch in orientalischen und südlichen Ländern gilt Dicksein als Zeichen von Wohlstand und bei Frauen von Mütterlichkeit. Fett hat also mit Empfindungen und Gefühlen zu tun.

Aufgaben des Fettes

Das menschliche Fett erfüllt im Körper die verschiedensten Aufgaben: Es dient uns als *Energie* zum Aufbau und Wachstum, stellt den «Brennstoff» dar. Es ist weiterhin *Reservestoff* für Notzeiten und lagert sich als Fettpolster ab. In Hungerperioden wird es aktiviert, gelangt über das Blut in die Zellen und wird abgebaut. Aus Fett gewinnt der Körper Energie und Wasser. Ein Tier, das diese Funktion des Fettes in Vollendung nutzt, ist das Kamel, das in seinen Höckern Fett speichert. Während der langen Wüstentouren baut es sein Höckerfett ab und erhält dadurch Energie und Wasser, wodurch es eine Zeit lang unabhängig von äußeren Nahrungsquellen ist. Interessant an dieser Tatsache erscheint, dass das Wasser in einer verinnerlichten Form im Fett vorhanden ist. Wasser und Fett sind sonst eher Kontrahenten: Sie mischen sich nicht.

Fett ist ferner *Isolator* und *Wärmespeicher* für den Menschen. Es ist bekannt, dass Dünne mehr frieren als Dicke. An heißen Tagen dagegen staut sich bei den korpulenten Menschen die Wärme. Was im Winter angenehm sein kann, führt im Sommer zu körperlichen Beeinträchtigungen und Krankheiten wie Hitzschlag oder Kreislaufkollaps. Das Fett hilft somit dem Menschen, Eigenwärme zu entfalten und aufrechtzuerhalten. Mitbestimmt davon ist unsere körperliche und geistig-seelische Aktivität: Zu wenig Wärme oder Fett macht überaktiv, nervös, und zuviel macht träge und inaktiv.

Fett hat ferner *Polster-* und *Stützfunktion*; so sind schlag- oder stoßempfindliche Organe in Fett eingebettet wie die Nieren oder der Augapfel. Verfettete Organe wie z.B. Herz oder Leber sind dagegen immer ein Zeichen schwerer Krankheiten, die zum Tod führen können. Die Polsterfunktion des Fettes bestimmt auch die *Ästhetik* des Körpers. Die weiblichen Rundungen sind durch Unterhautfettgewebe bedingt. Das Fett vermittelt Weichheit, Geborgenheit durch Wärme.

Fett findet sich weiterhin fein verteilt in *Zellwänden* und *Geweben*. Auch umhüllt es Nerven. Nicht umsonst sagt der Volksmund, dass Hungerkuren «an die Nerven gehen». Schließlich ist Fett noch *Träger* der *fettlöslichen Vitamine* A, D, E und K, die mit einem Anteil Fett oder Öl aufgenommen werden.

Fettmangel und Fettüberschuss

Wenn der Körper *zuviel* Fett zur Verfügung hat, beginnt er es abzulagern: Die Fettpolster entstehen. Nimmt die Fettzufuhr immer noch nicht ab, kann es zu einer krankhaften Ablagerung in Geweben, im Blut oder an Gelenken kommen. Hierbei spielt die Fettherkunft eine Rolle. Das tierische Fett wirkt im Menschen passiver als pflanzliches und führt leichter zu Ablagerungen. Pflanzliches Fett kann selten in solchen Mengen wie tierisches aufgenommen werden. Daher haben Menschen, die ausschließlich pflanzliches Fett zu sich nehmen, wenig mit hohen Blutfettwerten, Blut-Cholesterin oder gar arteriosklerotischen Veränderungen zu tun.

Zuwenig Fett führt nun aber zu einem Mangel des wichtigen Organfettes und einer Einschränkung der vitalen Funktionen. Rudolf Steiner nennt es «brüchige Organe».[14] Während der mit übermäßigem Fett ausgestattete Mensch rosig und «wie das blühende Leben» aussieht, erscheint der an Fettmangel leidende Mensch dürr. Die Fettzufuhr ist somit von entscheidender Bedeutung für die geistige und körperliche Aktivität. Da heute zuviel tierisches Fett mit gesättigten Fettsäuren verzehrt wird, fördert es das Übergewicht mit nachfolgender Inaktivität.

---

14 Steiner, R. und Wegman, I.: Grundlegendes für eine Erweiterung der Heilkunst nach geisteswissenschaftlichen Erkenntnissen. GA 27, Rudolf Steiner Verlag Dornach 1970, S.60

Wirkungen von Fettmangel und Fettüberschuss

Fettmangel	Norm	Fettüberschuss
Geistige und körperliche Aktivität bis Hektik	Ausgeglichene geistige und körperliche Betätigung	Geistige und körperliche Passivität bis zur Apathie
Stoffwechselschäden durch «Brüchigwerden» der Organe	Gute Stoffwechseltätigkeit	Stoffwechselschäden durch Ablagerungen

Die Fettarten

Grob lassen sich drei Fettarten unterscheiden:

- Pflanzenfett
- Milchfett
- tierisches Fett von Schlacht- und Wildtieren, Fischen, Eiern

Innerhalb dieser Gruppen können Unterschiede in Bezug auf Geschmack, Konsistenz oder Verdaulichkeit gemacht werden. Wo liegt der Unterschied dieser Fettarten? Das tierische Fett enthält Stoffe, welche die Pflanzen nicht haben, wie beispielsweise Cholesterin. Letzteres stellt einen stofflichen Träger für Bewusstseinsprozesse dar, wie an den Krankheitsbildern von Hyper- (zuviel) und Hypocholesterinämie (zuwenig) abgelesen werden kann. Während zuviel Cholesterin im Blut als Risikofaktor für den Herzinfarkt gilt, sind die damit belasteten Menschen aber auch wacher, realistischer und oft erregbarer. Geht zuwenig Cholesterin im Blut einher mit Blutarmut, so äußert sich dies oft in Konzentrationsschwäche, abnehmender Leistungsbereitschaft und Müdigkeit.[15] Zuviel Cholesterin kann sich durch ein vermehrtes Fettangebot tierischer Herkunft und durch eine gesteigerte Eigenproduktion ergeben. Zuwenig Cholesterin tritt auf, wenn zuviel Fett aktivierende Stoffe und Kräfte aufgenommen werden, die das Fett so beweglich machen, dass es im Körper aus dem Blut abgezogen und in den Zellen verarbeitet wird.

---

15 Zupic, K.: Der Krebs als Lichtstoffwechselstörung. Verein für Krebsforschung. Arlesheim 1979

Neben der Herkunft lassen sich die Fette nach ihrem Schmelzpunkt, also der Temperatur, bei der sie flüssig werden, unterscheiden. Die tierischen Fette sind fast alle bei Zimmertemperatur fest außer Fischölen, während bei pflanzlichen Fetten dieses Verhalten die Ausnahme darstellt. Stellt man nun die Fette nach Herkunft und Schmelzverhalten zusammen, so ergeben sich interessante Aussagen. Je niedriger der Schmelzpunkt ist, desto dynamischer und aktiver werden die Fette oder Öle. Butter und Sahne nehmen einen mittleren Platz ein.

Bei den Pflanzen gibt es wesentlich weniger feste Fette. Diese stammen aus tropischen Gegenden und sind in ihrer Heimat eigentlich flüssig. Bei den meisten Pflanzenölen liegt ein sehr niedriger Schmelzpunkt vor, so dass wir sie gar nicht fest kennen. Diese Öle enthalten auch aktivierende Stoffe wie die essentiellen Fettsäuren, die vitaminähnliche Aufgaben im Körper erfüllen, in dem sie beispielsweise die Blutfettmenge und -zusammensetzung regulieren und die Zell- und Organfette aufbauen.

Schmelzpunkte einiger Fettarten

Tierische Fettarten	°C	**Pflanzliche Fette**	°C
Hammeltalg	49-51	Kakaobutter	32-35
Rindertalg	42-49	Kokosfett	20-28
Schweinfett	36-46	Weizenkeimöl	0
Butter	31-36	Rapsöl	-3
Muttermilchfett	28	Olivenöl	-10
Gänsefett	26-34	Maiskeimöl	-18
Fischtran	0	Leinöl	-25

Quelle: Wolff, Otto: Grundlagen einer geisteswissenschaftlich orientierten Biochemie. Stuttgart 2. Aufl. 2013, S. 139

Eine besondere Stellung nehmen die Keimöle ein. Während die anderen Fette sich als Speicherstoff in dem Samen oder der Frucht befinden, stehen die Keimöle direkt dem Keimling zur Verfügung. Man gewinnt sie durch Entfetten des Keimlings. Sie sind etwas Wertvolles und können heilende Wirkungen entfalten. Die anderen Samenöle stammen aus dem ganzen Samen und sind in ihrer Wirkung universeller, daher auch mehr für die Alltagskost geeignet. Zu den Keimölen zählen die Öle des Getreides: Maiskeim-, Weizenkeim- und Reisöl. Man erhält ihre

Wirkung auch, wenn man Vollkorngetreide in der täglichen Nahrung verwendet.

Weitere Fette mit einer großen Aktivität werden meist gar nicht mehr als Fett wahrgenommen. Substanziell sind sie auch kaum vorhanden, sondern fast nur in ihrer dynamischen Wirkung. Sie befinden sich im Blattgrün wie in Salaten, Spinat oder Brennnessel. Sie wirken in der Pflanze direkt am Ort der Substanzentstehung und sind sehr reaktionsfähig. Sie steigern die Verwertung der eigentlichen Fettsubstanz. Beim Verzehr von passiven gesättigten Fetten ist die Aufnahme von aktiven erforderlich, um zu einem Ausgleich der Dynamik und Substanz zu gelangen. Insofern erfüllen Salate, aber auch die aktiven Keimöle und Samenöle eine wichtige Aufgabe in der Ernährung. Hat also jemand zuviel passive Fette verzehrt, so kann er durch die Aufnahme von aktiven einen Ausgleich schaffen.

Grundsätzlich wäre ein Gleichgewicht anzustreben. Dabei kommt es immer auf die Wahl der Fette und der Speisen an. Die wichtigsten verwendeten Samenöle stammen von Sonnenblume, Olive, Baumwolle, Soja, Raps, Leinsamen und der Färberdistel. Sie werden überwiegend als Öl angeboten. Einige verarbeitet die Industrie zu Margarine weiter.

Aktivität und Passivität der Fette

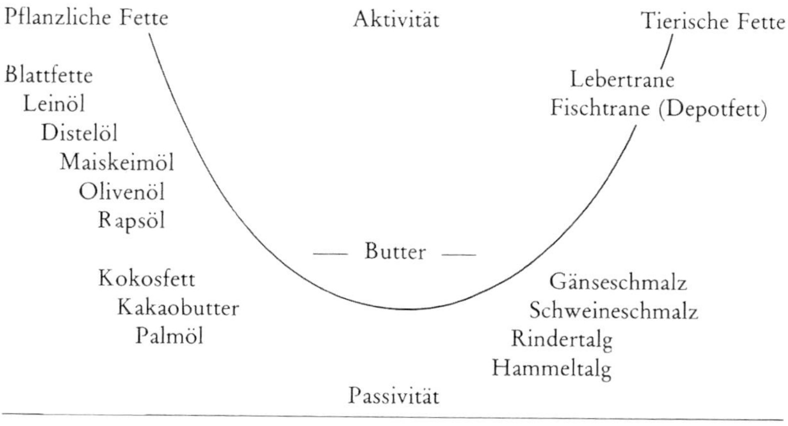

Welche Fette kann man verwenden?

Zunächst einmal ist das Herkunftsland zu bedenken. Wir Menschen leben angepasst an unser Klima und gestalten entsprechend unsere Lebensbedingungen. Das wirkt sich auf die Ernährung aus. Im Sommer bevorzugen wir die Öle, im Winter schwerere Kost, also passivere Fette wie die tierischen oder festen Pflanzenfette. Dieser Situation entspräche es, heimische Ölfrüchte zu verwenden. Es wachsen nicht viele in Mitteleuropa: Raps, Leinsamen, Leindotter und in etwas weiterem Raum Sonnenblume, Olive und Färberdistel (Saflor). Alle wären geeignet.

Unter den tierischen Fetten bietet sich vor allem das Milchfett an. Es hat zentrale Bedeutung als Butter und Sahne. Sowohl im Sommer als auch im Winter ist es gut verträglich, sogar für Kleinkinder, ältere Menschen und auch Diätbedürftige. Die anderen tierischen Fette wie Schweine- und Gänseschmalz sowie Rindertalg sind mehr für kalte Zeiten und nur für den geeignet, der gerne tierische Produkte isst. Man sollte ihre Menge gering halten, weil man zu leicht die Grenze des Verträglichen überschreitet. Hier ist die Haltung und das Futter der Tiere wichtig für die Qualität. Fischtrane können wegen ihres intensiven Geschmacks bedingt eingesetzt werden, z.B. in Heilmitteln wie Lebertran. Samenöle aus Baumwolle, Soja und Erdnuss sollten weniger Verwendung finden, da sie zum einen nicht in unseren Gebieten angebaut werden und zum anderen oft nicht die Qualität der heimischen Ölfrüchte erreichen. Man verwendet sie meist in Mischölen und Margarine.

Eine besondere Stellung nehmen die festen Pflanzenfette wie Kokos- und Palmkernfett ein. Sie sind die einzigen natürlichen Pflanzenfette, die bei Zimmertemperatur nicht flüssig sind. Dadurch eignen sie sich für Zubereitungsarten wie Backen und Braten, wo sonst nur tierische Fette oder Mischfette zum Einsatz kommen.

Margarine

Fette werden schon lange als Brat-, Back- und Streichmittel verwertet. Am bekanntesten ist die Margarine. Sie ist wie Butter streichfest, meist auch bratfähig, ohne zu spritzen (Ausnahme Halbfettmargarine). Wie gelingt es aber, aus Ölen ein festes Fett zu gewinnen? Dafür gibt es zwei Wege:

- das Öl wird mit festen Fetten *gemischt,* um eine mittlere Konsistenz zu erhalten. Die Bestandteile werden durch Mischen, Kneten und einen Emulgator wie Sojalecithin verbunden. Die Fette stammen meist aus aller Welt wie Kokosfett aus Ostasien, Baumwollsaatöl aus Nordamerika und Sonnenblumenöl aus Osteuropa. Neben dem Energieaufwand und Transport ist zu bedenken, wie unser Körper mit den vielen Impulsen fertig wird. Diese Margarineart findet man überwiegend bei ökologischer Ware.

- die Öle werden in ihrer *chemischen Struktur verändert* (Umesterung, Härtung). Dies ist die häufigste Form der konventionellen Margarine. Besteht eine Margarine z.B. aus 100 % Sonnenblumenöl, so ist sie gehärtet, denn anders kann das Öl nicht fest werden. Das Verfahren ist umstritten und für Bio-Ware nicht zugelassen.

Bratfette und -öle

Eine Besonderheit stellt der Bratvorgang dar. Hierbei werden Temperaturen erreicht, welche die Öle und die Butter verändern. Daher sind nur Fette mit hohem Schmelzpunkt wie die festen Pflanzenfette oder Butterschmalz (Ghee) geeignet. Butterschmalz ist eine ausgelassene Butter, die kein Wasser mehr enthält und höhere Erhitzung verträgt. Es gibt Bio-Bratöle, die viel hitzestabile Ölsäure enthalten.

Ölgewinnung

Für die Fettqualität müssen Anbau und Verarbeitung beachtet werden. Bei der Verarbeitung werden die gereinigten Ölfrüchte oder Ölsamen zerkleinert und erwärmt, um das Öl flüssiger zu machen. Anschließend erfolgt die Pressung zum *kalt gepressten Öl.* Das gewonnene Öl ist noch trübe und muss gefiltert werden. Es wird meist als „nativ" verkauft.

Für weitere *Pressungen* werden die Ölkuchen wieder erwärmt. Je höher die Drucktemperatur und die Anzahl der Pressungen, desto geringer ist die Ölqualität. Den Hauptanteil des Speiseöls machen die warm gepressten Öle aus. Eine weitere Form der Ölgewinnung ist die *Extraktion.* Hier wird das Öl mit einem chemischen Mittel wie Hexan aus dem Schrot extrahiert. Dieses Verfahren ist für Bio-Öl nicht zugelassen.

Viele Öle werden raffiniert, um Begleitstoffe wie Eiweißreste, Farb- und Aromastoffe oder Säuren zu entfernen. Deswegen weisen raffinierte Öle kaum Farbe und Geschmack auf. Ein *unraffiniertes* Öl besitzt einen Eigengeschmack, beim Lein- oder Olivenöl ist er sehr intensiv. Raffinierte Öle haben technisch betrachtet Vorteile: Sie können überall zugesetzt werden, ohne dass sich ein Eigengeschmack bemerkbar macht. Damit entfernen sie sich von dem Lebendigen der Pflanze. Gerade die Vielseitigkeit des Aromas beim Öl ist es, die unseren Körper fordert und ihm Verdauen hilft, denn die angeblich «störenden» Begleitstoffe des Öls erfüllen gerade diese Aufgaben. Raffinierte Öle werden vielfach weiterverarbeitet und Fertigprodukten zugesetzt.

Der Verbraucher sollte beim Öl auf kalt gepresste, biologisch-dynamische Qualitäten achten.

Ölsaaten

Die Ölsaaten enthalten neben Nüssen nennenswerte Mengen an Fett. Aus ihnen presst man die Öle. Sie können auch als Samen verzehrt werden zum Knabbern, in Salaten oder Gemüse, in Brot oder als Brötchenbelag. Ihr Eiweiß stellt eine gute Ergänzung zu Getreide und Milchprodukten dar, weshalb sie in einigen Ländern gezielt zur Eiweißaufwertung von Mais oder Reis zugesetzt werden.

Ölsaaten und ihre Pflanzenfamilien

Chiasamen	Lippenblütler
Kürbiskerne	Kürbisgewächse
Leinsamen	Leingewächse
Mohn	Mohngewächse
Pinienkerne	Piniengewächse
Sesam	Pedaliengewächse
Sonnenblumenkerne	Korbblütler

Die Ölsaaten stammen aus verschiedenen Familien, die Pinienkerne sind die Samen eines Nadelbaums, die Korbblütler bringen Sonnenblumenkerne und die Kürbisgewächse Kürbiskerne als Nahrungsmittel hervor.

Die Ölsaaten zeichnen sich durch einen hohen Fettgehalt von 50 % aus (außer Chia, Leinsamen und Mohn). Sie enthalten weiterhin Eiweiß, Eisen und teilweise viel Calcium. Leider speichern sie auch toxische Schwermetalle wie Cadmium aus dem Boden, was bei Leinsamen, Mohn, Sonnenblumenkernen und Sesam immer wieder festzustellen ist. Die Ölsaaten haben aufgrund ihres hohen Fettanteils eine beruhigende Komponente, die aber viel geringer ist als bei den kugeligen Nüssen.

Inhaltsstoffe von Ölsaaten pro 100 g

	Eiweiß g	**Fett** g	**KH** g	**Calcium** mg	**Eisen** mg	**Vitamin** B_1 mg
Chiasamen	16,5	30,7	7,7	631	7,7	0,62
Kürbiskerne	24,4	45,6	14,2	41	12,5	0,22
Leinsamen	28,8	30,9	-	198	8,2	0,17
Mohnsamen	20,2	42,2	4,2	1460	9,5	0,86
Pinienkerne	13,0	60	20,5	12	5,2	1,3
Sesam	17,5	50,4	10,2	783	10,0	0,8
Sonnenblumenkerne	22,5	49,0	12,3	98	6,3	1,9

Quelle: Die große GU Nährwert Kalorien Tabelle. München 2020/21

Leinsamen

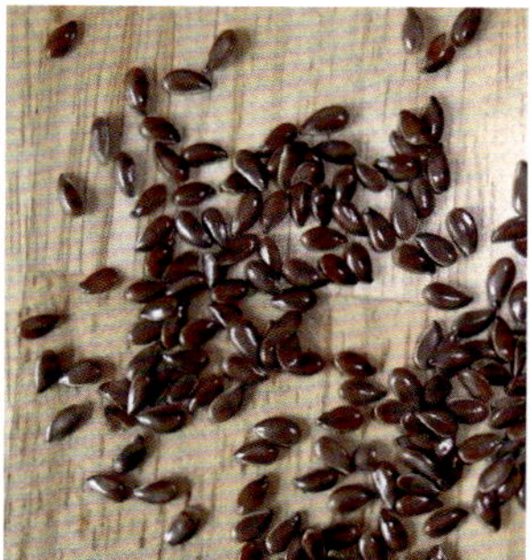

Leinsamen oder Flachs baute man früher zur Fasererzeugung aus dem Stängel und zur Ölgewinnung aus dem Samen an. So war eine doppelte Nutzung möglich, heute wird entweder Faser- oder Öllein angebaut. Die Ölproduktion findet in wärmeren Ländern wie Südrussland statt, wo die Ausbeute höher ist.

Leinsamen gehört zur Familie der Leingewächse, die sonst keine Nahrungspflanzen hervorbringt. Er zählt zu den ältesten Kulturpflanzen. Wie bedeutsam das Öl war, sieht man an der Namensgebung von Linol- und Linolensäure, die sich vom Lein ableiten. Unzerkleinerte Leinsamen haben eine abführende Wirkung. Ihre Quellfähigkeit verbessert sich durch leichtes Quetschen des Samens und Einweichen über Nacht. Will man mehr von den Inhaltsstoffen nutzen, schrote man die Samen und streue sie sich in Müsli, Joghurt, auf ein Brot oder in die Suppe. Leinsamen gelten als cholesterinsenkend, antikanzerogen und helfen gegen Wechseljahrsbeschwerden der Frau aufgrund ihres Lignangehaltes. Leinsamen enthalten das blausäurehaltige Glykosid Linamarin, das auch in Maniok und Bohnenkernen enthalten ist (s. S. 62).

Sesam

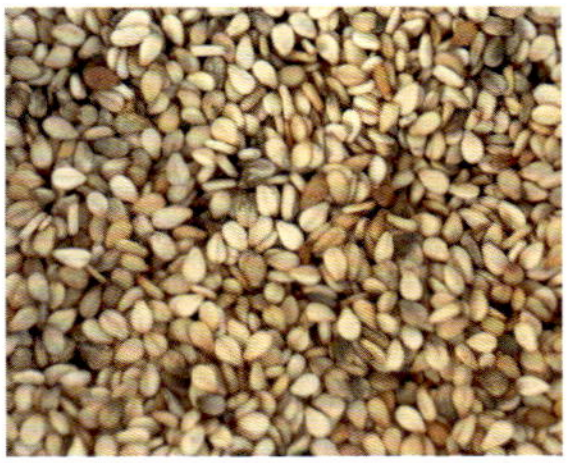

Sesam stammt aus Indien, das eines der wichtigsten Erzeugerländer neben China und Burma ist. Der kleine hellbraune bis schwarze Same stammt von einer anspruchslosen Pflanze, die Wärme zur Ausreifung benötigt. Sesam bildet eiförmige Blätter, in deren Achseln sich weinrote Blüten befinden. Die Samen entstehen in einer Kapsel, die bei der Reife platzt. Damit wird der Ausspruch „Sesam öffne dich" aus dem orientalischen Märchen verständlich, wodurch das Wertvolle – der Samen – freigegeben wird. Sesam enthält 50 % Fett und viel Calcium und Eisen. Dadurch wird er als Nahrungsergänzung besonders für Veganer bedeutsam. Sesamöl ist vor allem in der asiatischen Küche beliebt. Es enthält ein natürliches Antioxidans, das Sesamol, welches das Öl vor dem Ranzigwerden schützt. Ein Teil des Sesamöls liegt als Lignan Sesamolin vor, das zu den Phytoöstrogenen zählt und möglicherweise günstig auf die Wechseljahrsbeschwerden von Frauen wirkt. Geschälter Sesam ist deutlich an Mineralstoffen und Oxalsäure gemindert, so dass man in der Vollwerternährung den ungeschälten bevorzugen sollte. Für die Kleinkindnahrung ist dagegen eher der geschälte zu empfehlen.

Mohn

Schlafmohn, Papaver somniferum, liefert die schwarzen Mohnsamen für Brötchen und Kuchen, aber mit dem Milchsaft auch das Rauschmittel Opium. Inzwischen gibt es Züchtungen, die kaum alkaloidhaltigen Milchsaft enthalten (Papaver somniferum L. ssp. setigerum). In Deutschland ist Mohnanbau unter strengen Bedingungen erlaubt, was den Anbau für die Landwirtschaft nicht attraktiv macht. Der meiste Mohn wird importiert. Die Haupterzeugerländer in Europa sind Russland, Österreich, Niederlande, Türkei und die Balkanländer. Die Mohnpflanze gedeiht in kühlerem Klima. Ihre blaugrünen Blätter sind von einer Wachsschicht bedeckt, welche die Wärme hält und Licht einströmen lässt. In der Kapsel bilden sich die ölhaltigen Samen. Der Same enthält Spuren von dem Alkaloid. Für ein

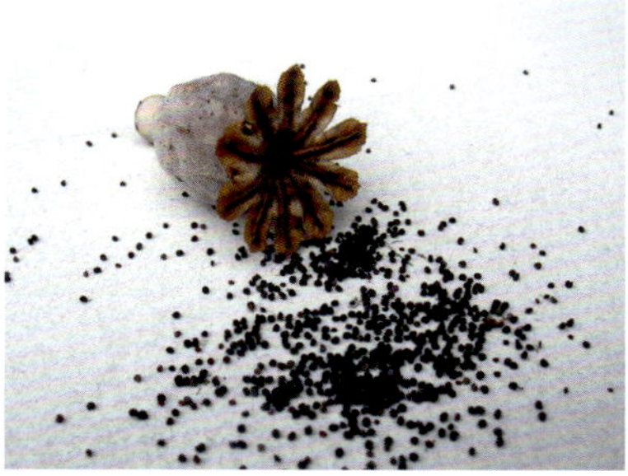

Kindergartenkind gelten täglich 4 Mohnbrötchen oder 150 g Mohnkuchen als Grenze. Mohn ist ähnlich wie andere Ölsaaten eine gute Nahrungsergänzung zum Getreide und zu Milchprodukten. Sein Eiweiß und Öl gilt als wertvoll. Nennenswert ist sein Eisengehalt, der dem von Sesam entspricht. Vorbehalte gegen Mohn beziehen sich auf die Alkaloidreste in den Samen und die Befürchtung, dass die alte „Mondpflanze" (wegen des Milchsaftes) nicht mehr für den modernen bewussten Menschen geeignet wäre. Interessant ist es, dass Mohnanbau und -verzehr in Schlesien und Berlin-Brandenburg verbreitet ist. Diese lichtätherreichen Gegenden fördern die Wachheit und Sinnestätigkeit. Vielleicht reguliert der Mohnverzehr dies etwas? Hildegard von Bingen empfahl Mohn als Schlafhilfe und gegen Juckreiz.

Sonnenblumenkerne

Die Sonnenblume stammt aus Nordamerika und kam in der Neuzeit um 1600 nach Europa. Anfang des 19. Jh. erkannte man ihre Bedeutung als Ölpflanze. Haupterzeugerland ist Russland, gefolgt von den USA, Argentinien, Frankreich, Indien, Spanien und China.

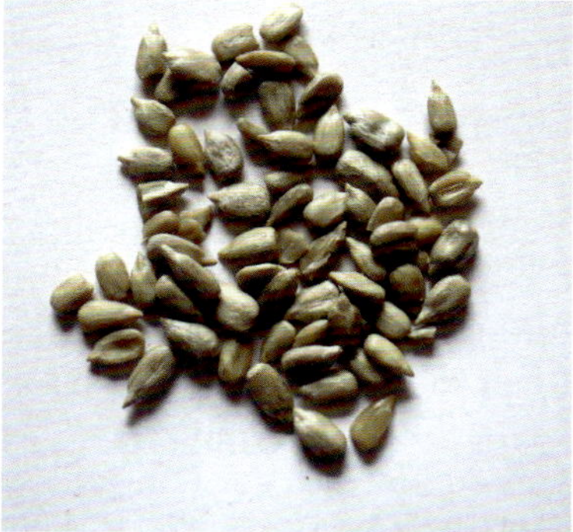

Die Sonnenblume wächst bis zu 3 m hoch, ihr Stängel ist mit Mark gefüllt und wird daher als Tierfutter geschätzt. In ihrer gelben Blüte sah man ein Abbild der Sonne, zumal diese sich nach der Sonne dreht. Der Same mit seiner schwarz-weißen Schale wirkt dagegen nicht licht- und sonnenhaft, sondern eher erdverbunden.

Sonnenblumenkerne enthalten 50 % wertvolles Öl mit hohem Gehalt an Linolsäure, 30 % Eiweiß, nur 12 % Kohlenhydrate und viel von dem antioxidativ wirkenden Vitamin E. Ihr Eiweiß ist reich an der essentiellen Aminosäure Tryptophan, was sehr gut die Eiweißwertigkeit von Getreide wie Mais ergänzt.

Kürbiskerne

Kürbiskerne sind die Samen des Ölkürbis, die sich im Inneren des Fruchtfleisches befinden. Sie werden auch zum Pressen von Kürbiskernöl verwendet. Ihre Kerne sind dunkelgrün im Gegensatz zu den hellen des Gartenkürbis. Kürbiskerne werden vor allem in Österreich und Ungarn angebaut. Sie enthalten 45 % Fett und gut 24 % hochwertiges Eiweiß. Damit ergänzen sie die kohlenhydratreichen Lebensmittel Getreide, Brot, Kartoffeln, Yamswurzel oder Salate und Gemüse.

Kürbiskerne enthalten viel Kalium bei geringem Natriumgehalt, was ihre positive Wirkung bei Blasenschwäche und Prostataleiden erklärt. Mit ihrem Eisengehalt liegen sie an einer Spitzenposition und übertreffen sogar den Sesam. Ihre grüne Farbe verrät, dass das Lichtvitamin A (ß-Carotin) enthalten ist. Besonders hoch ist ihr Gehalt an Vitamin B_6. 100 g Kürbiskerne decken 60 % (Männer) bzw. 75 % (Frauen) des täglichen Bedarfs an diesem Vitamin. Es ist wichtig für das Immun- und Nervensystem.

Pinienkerne

Wer kennt nicht die kleinen ovalen, abgerundeten Kerne mit feinem nussartigem Aroma? Man überstreut mit ihnen Obst- und Gemüsesalat oder knabbert sie in Nussmischungen. Pinienkerne stammen von der Schirmpinie (Pinie pinia), einem 30 m hohem Nadelbaum, der im Mittelmeerraum wächst. Daneben gibt es noch die essbaren Samen der Arve oder Zirbelkiefer (Pinus cembra), der mexikanischen Nusskiefer und der Cederpinie (Pinus sibirica). Die Samenkerne wachsen in den Zapfen und sind von einer harten Samenschale umgeben. Zur Ernte werden die Kerne von Hand aus den Zapfen herausgeholt, was ihren hohen Preis verständlich macht. Der hohe Fettgehalt von 60 % zeichnet sich durch wertvolle ungesättigten Fettsäuren aus. Im Gegensatz zu den Ölsaaten haben sie sich eine weiche, keimhafte Konsistenz bewahrt, sind also nicht so von Sonnenwärme „gedörrt".

Chia

Chia (Salvia hispanica) gehört zu den Lippenblütlern und ist mit dem Salbei verwandt. Verzehrt wird der Samen, der eine schwarz-graue Farbe aufweist und kleiner als Sesam ist. In der EU darf Chia seit 2013 Backwaren, Müsli und Knabbermischungen in einer Menge von maximal 10 % zugesetzt werden. Die Europäische Behörde für Lebensmittelsicherheit (EFSA) hat eine tägliche Aufnahmemenge von 15 g zum präventiven gesundheitlichen Schutz der Verbraucher festgelegt (ca. 1-1,5 EL).

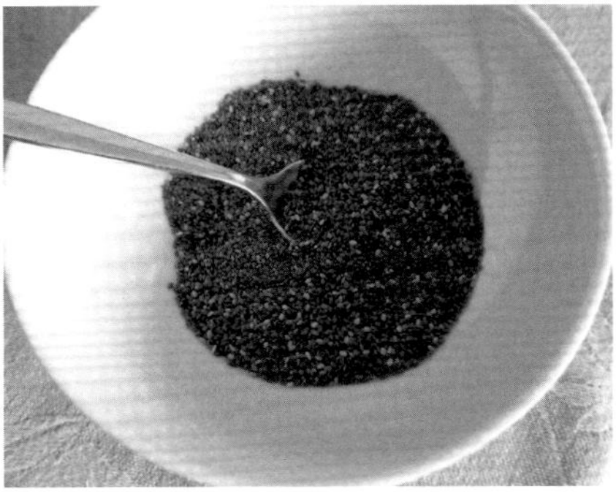

Chiasamen enthalten viele mehrfach ungesättigte Fettsäuren, darunter die wertvolle Linolensäure (Omega-3-Fettsäure). Zu nennen ist der hohe Ballaststoffgehalt, der aus löslichen und unlöslichen Substanzen besteht. Die löslichen bewirken die Quellung in Wasser, die unlöslichen sind der Kleie in Getreide vergleichbar. Als Lippenblütler hat Chia einen Bezug zur Wärme. Offenbar speichert die Pflanze die Sonnenwärme vor allem in den Omega-3-Fettsäuren, die besonders dynamisch und aktiv im Stoffwechsel sind. Ferner sind Mineralstoffe wie Calcium, Eisen und Magnesium sowie die Vitamine A, B_1 oder Niacin vorhanden. Niacin ist für die Energieversorgung des Stoffwechsels wichtig. Vitamin B_1 ist das Nervenvitamin und Vitamin A hat Aufgaben bei Haut und Auge. Auch etliche sekundäre Pflanzenstoffe sind enthalten.

Chia gilt als „Superfood" (besonders wertvolles Lebensmittel durch vermehrten Gehalt einzelner Inhaltsstoffe). Die Samen unterscheiden sich jedoch in ihrem Fettsäuremuster wenig vom Leinsamen.

Getreide und stärkereiche Lebensmittel

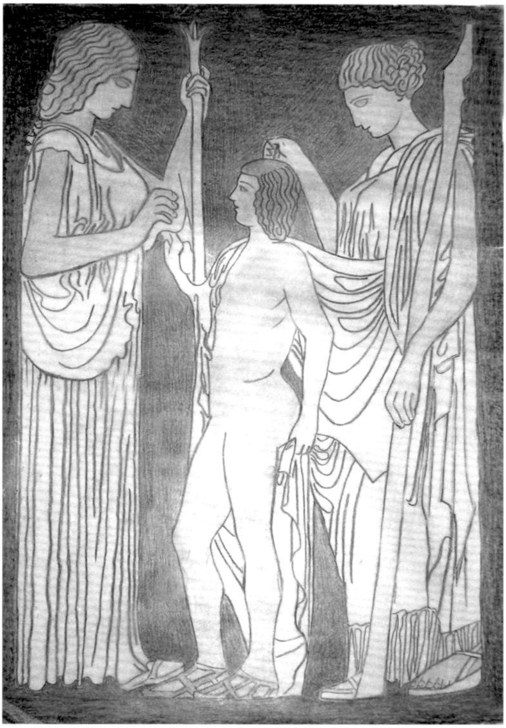

Die Göttin Demeter überreicht Triptolemos eine Getreideähre. Nach dem Relief von Eleusis.

Getreide ist für viele Völker ein wichtiges Grundnahrungsmittel. Dazu zählen sieben Getreidearten: Reis, Mais, Weizen, Roggen, Hafer, Hirse und Gerste mit weiteren „Verwandten“ wie Dinkel, Einkorn, Emmer oder Teff.

Aus Getreide entstehen verschiedenste Produkte: gekocht als Brei, gebacken als Fladen oder Brot, vergoren als Getränk wie Bier oder Kwass, gepresst zu Flocken und verarbeitet zu Teigwaren, Stärke oder Seitan.

Das anfallende Stroh wurde als Streu, Baumaterial und Brennstoff genutzt, die Blätter zu Kleidung geflochten, und die Maiskörner sollen den Indianern sogar als Zahnersatz gedient haben. So benutzte man die ganze Pflanze für den Menschen und sein Vieh.

Ein Blick auf den Welthandel zeigt, dass Getreide eine bedeutsame Rolle spielt. Wieviel Politik wurde und wird mit Weizen gemacht! Die wichtigsten Notierungen an den Rohstoffbörsen sind die für Weizen und Mais. Mangel an Getreide führte zu Volksaufständen und Umstürzen, Überschuss zu Macht. Schon in der Bibel wird die Bedeutung des Getreides erwähnt, wenn Joseph dem Pharao die Träume von den sieben fetten und den sieben mageren Jahren deutet (1. Mose 41, 42). In den alten Naturreligionen gab es fast immer einen Getreidegott, und zwar für das jeweils landesübliche Getreide. So kannten die Inkas einen Maisgott. In der griechischen Mythologie wurden Ähren der Gerste dem Menschen Triptolemos von der Göttin Demeter geschenkt; dadurch die Grundlage des Ackerbaus geschaffen.

Wie kommt es nun, dass das Getreide eine so herausragende Stellung bei der Ernährung einnimmt? Analysen bestätigen seine gute Nährstoffkombination und Vollwertigkeit. Getreide kann zwar nicht ausschließlich, aber mit geringen Beigaben, einen Menschen über lange Zeit ernähren.

Wachstum und Substanzbildung von Getreide

Botanisch gesehen gehört Getreide zu den Gramineen, den Gräsern. Gemeinsamkeiten zwischen Gräsern und Getreidearten gibt es zahlreiche: Sie kommen universell in Niederungen wie in Höhenlagen, in trockenen wie in feuchten Gebieten vor. Sie wachsen niemals allein, sondern immer als Gruppe, als Feld wie eine «soziale Gemeinschaft». Die Blüten sind unscheinbar. Daneben gibt es bedeutende Unterschiede: So breitet das Gras seine Wurzel horizontal aus, während die des Getreides senkrecht zum Erdmittelpunkt wächst. Die Getreidepflanze setzt sich auf diese Weise intensiv mit dem Erdreich auseinander und schließt die Minerale auf.

Unterschiede zwischen Gräsern und Getreide

	Gras	**Getreide**
Wurzelbildung	horizontal	vertikal
Fruchtstand	viele Samen kleine Körner	wenig Samen dicke Körner
Boden	nährstoffarm	nährstoffreich

Ferner zeigen sich bei den Samen Unterschiede: Fast alle Gräser bilden viele Samen aus, die jedoch kaum Nährstoffe enthalten. Das Getreide entwickelt dagegen an Nährstoffen reiche Samen, die ernährend für Mensch und Tier wirken. Die Vermehrung ist zugunsten der Ernährung zurückgedrängt.

Wie entsteht das Korn? Zunächst entwickelt sich aus dem Samen, der in Erde gelegt wird, ein weißlicher Keim, der dem Licht entgegenstrebt.

Gleichzeitig wächst ein zartes Würzelchen, das sich vorwiegend nach unten orientiert (s. S. 12). Sobald der Keim aus der Erde heraus ins Licht blickt, färbt er sich grün und wird neben den Kräften des Mineralischen und des Flüssigen von denen des Lichtes ergriffen. Nun wächst der Spross heran und bildet die typischen lanzettartigen Blätter. In ihnen wird durch die Photosynthese, aus Licht, Luft (CO_2) und Wasser mit Hilfe des Chlorophylls Zucker (Glukose) gebildet. Aus diesem ersten Zucker bildet die Pflanze Stärke und Vorratsstoffe wie Fette und Eiweiß, die im Samen abgelagert werden. Ebenso werden Substanzen von Blatt und Stängel zur Wurzel und andere wie Wasser zur oberen Pflanze transportiert. So vermittelt das Blatt als rhythmische Mitte die Lebensprozesse in der Pflanze.

Die Zuckerbildung durch die Photosynthese

$$6\,CO_2 \;+\; 6\,H_2O \xrightarrow{\text{Licht}} C_6H_{12}O_6 + 3\,O_2$$

Kohlendioxid + Wasser → Glukose + Sauerstoff

Der Halm des Getreides ist ein «technisches Wunderwerk». Als Hohlkörper vermag er mit einem Durchmesser von etwa 4 mm eine Höhe von 1,20 m zu erreichen. Dabei trägt er später die schwere Ähre und widersteht Wind und Wetter. Solche Elastizität vermag kein Ingenieur nachzubauen. Sie wird durch Siliziumoxid, Kieselsäure (SiO_2) vermittelt, das netzartig die Halmwände durchzieht, sie elastisch macht und auch im Korn anzutreffen ist. Der Mensch benötigt es für seine elastischen Gewebe wie die Haut und das Bindegewebe.

Langsam beginnt die Pflanze nun das Ährenschieben. Kleine, unscheinbare grüne Blüten, die Ährchen, gehen auf. Sie und die Blätter weisen darauf hin, dass das Getreide sich Kraft für den Samen aufspart. Die Ährengetreide bestäuben sich selber, Ausnahme ist der Roggen. Nach der Bestäubung entwickelt sich die Frucht. Zunächst kommt das Stadium der Milchreife, in dem die Samen innen noch ganz weich und milchig sind, es folgt die Gelb-, Voll- und Totreife, wenn die Körner aus den Ähren fallen. Geerntet wird heute in der frühen Totreife, in der das Getreide gemäht und gedroschen wird. Wenn das Getreide zu feucht ist, trocknet man es elektrisch nach. Früher mähte man in der Vollreife, ließ die Garben auf dem Feld nachtrocknen und fuhr sie dann erst ein. Gedroschen wurde oft erst viel später. Eine weitere Reinigungsstufe ist das maschinelle Sieben, bei dem Unkrautsamen, Halmreste, Steinchen usw. entfernt werden. Früher siebte man mehr oder minder mühevoll und blies leichtere Fremdteile wie Schalen und Spelzen ab.

Die Schilderung der Entstehung des Getreidekorns zeigt, dass hauptsächlich zwei Komponenten wirken: die mineralische durch die starke Verwurzelung und die lichthafte durch das aufrechte Wachstum. So finden sich im Getreidekorn die stofflichen Vertreter dieser Kräfte: viele Mineralstoffe und wertvolle Keimöle. An Mineralstoffen sind zu nennen Kalium, Magnesium, Calcium und Phosphor in Form von Phytin.

Das Korn wird durch sieben Hüllen vor Beschädigung oder vorzeitigem Verderb geschützt. Zusätzlich enthalten Hafer, Hirse, Reis und Gerste noch einen Spelz, der reich an Kieselsäure ist, aber wegen des hohen Zellulosegehalts nicht für die menschliche Ernährung geeignet ist. In den letzten Hüllschichten befindet sich die Aleuronschicht, in der sich wertvolles Eiweiß, Vitamine und fein verteilte Minerale finden. Weiterhin ist der Keimling reich an Öl und Eiweiß. Den Hauptteil des Korns macht der Mehlkörper aus, der überwiegend aus Stärke besteht. Ausnahmen sind lediglich der Reis, bei dem Mehl und Eiweiß gemischt ist, wo also keine solche Differenzierung und Formung vorliegt, und der Hafer, der zusätzlich im Mehlkörper Fette enthält, die beim Hafermehl schneller zum Verderb beitragen.

Die Getreidearten

Noch im 19. Jh. und der ersten Hälfte des 20. Jh. konnte man die Getreide einzelnen Weltregionen zuordnen wie den trockenen Gebieten Afrikas Hirse oder Mittel- und Südamerika Mais, Nord- und Westeuropa Hafer etc. Dies hat sich heute durch die Globalisierung verändert. Auch damals war die Zuordnung etwas grob, denn im Norden Chinas wurde schon immer Weizen angebaut, in den Himalaja-Ländern aß man Jahrhunderte lang Gerste. China ist heute der größte Produzent an Weizen, Reis und Kartoffeln. In Indien wird auch Hirse angebaut, der meiste Hafer in Kanada, gefolgt von Russland. Die wichtigsten Roggenanbauländer sind Deutschland, Polen und Russland. Dass neben Russland und Frankreich auch in Kanada, Spanien, der Ukraine und Deutschland viel Gerste angebaut wird, hat neben Bier auch mit Tierfutter zu tun. Die Menschheit wächst zusammen, landestypische Spezialisierungen gehen zurück. Das Getreide wird weiterhin seine Berechtigung als wichtigstes Nahrungsmittel behalten, wenngleich die einzelnen Arten individueller und bewusster vom einzelnen Menschen ausgewählt werden können.[16]

Weizen und Dinkel

Der Weizen ist das am meisten verbreitete Getreide. Er wird überall in der Welt angebaut, wo es klimatisch möglich ist. Seinen Siegeszug trat er in den letzten Jahrzehnten an, davor war er in vielen Ländern Asiens wenig bekannt. So war Weizenbrot in Japan kaum anzutreffen, bis die Amerikaner nach dem Zweiten Weltkrieg es ins Land brachten. Heute wird dort fast so viel Weizen wie Reis verzehrt.

Weizen hat eine Fähigkeit mit dem Roggen gemeinsam, die ihn von allen anderen Getreidearten unterscheidet: Er ist backfähig, d. h. formbar. Weizeneiweiß, auch Kleber oder Gluten genannt, kann bei Erhitzung räumliche Gebilde hervorbringen: Es entstehen Laibe. Die anderen Getreide bleiben in der Fläche. Es werden aus ihnen nur Fladen gebacken. Ohne Brot wäre der geringe Aufwand für die Mahlzeitenbereitung kaum denkbar. Weizen war das Getreide der Römer und auch der Ägypter. Er enthält relativ viel Phosphor, einen Mineralstoff, der das Nerven-Sinnes-System in seiner Funktion unterstützt. Er hatte den Ruf, das Getreide der Reichen, Wohlhabenden und Gebildeten zu sein, also jener Bevölkerungsschichten, welche die bessere Möglichkeit besaßen, Bewusstsein zu entwickeln. Heute ist Weizen teilweise umstritten, wegen der sehr auf Ertrag und festen Kleber gezüchteten Sorten.

Weizen kommt als Weich- und Hartweizen vor. Hartweizen eignet sich für Teigwaren. Er wächst in wärmeren Gebieten wie Südeuropa und Nordafrika. Dort wird er traditionell zu Teigwaren oder Cous-Cous verarbeitet. Ferner gibt es noch Zuchtformen des Weizens wie den **Dinkel,** der im Bio-Anbau verbreitet ist. Aus milchreif geerntetem, getrockneten Dinkel gewinnt man **Grünkern**. Er ist leicht verdaulich, aber nicht so durchdrungen von den Kräften des Mineralischen.

16 Renzenbrink, U.: Die sieben Getreide. Verlag am Goetheanum Stuttgart 2014

Einkorn und **Emmer** gehören zur Weizenfamilie und werden als „Urgetreide" wieder bekannter. Sie wurden als Vorläufer des Brotweizen viel angebaut und gerieten in Vergessenheit. In ökologischer Qualität findet man wieder Produkte, die wegen ihrer guten Verträglichkeit gefragt sind.[17]

Reis

Reis ist das Wasser liebende Getreide. Er wächst überwiegend in gefluteten Feldern heran, die erst kurz vor der Ernte trockengelegt werden. Diese Beziehung zur Flüssigkeit zeigt Wirksamkeit: Er «entwässert» den Menschen und reguliert den Flüssigkeitsorganismus. Reis stammt aus Asien und ist dort verbreitet, aber auch in Südamerika. Er wird nicht verbacken, sondern als ganzes gekochtes Korn, als Brei oder Flocken verzehrt. Mit dem Reis verbunden ist die östliche Kultur und Religion. Das Essen von Reis erfolgt in Südostasien oft in Ruhe und Gelassenheit, für uns hektische Europäer kaum vorstellbar. So gilt der Reis auch als Getreide des Phlegmatikers (Wasser-Typ nach der Temperamenten-Lehre), weil die ihm innewohnende Ruhe und das Gleichmaß der strömenden Flüssigkeit weiterwirkt. Eigentlich gehören die Muße beim Reisessen und das gründliche Kauen dazu, um die lebenserneuernde Kraft des Reises zu spüren und in sich wirken zu lassen. Reis ist dem Mond und dem Wasserelement verbunden.

Interessanterweise ist der Reis ein Getreide, das wenig Eigenaroma besitzt und durch feurige Gewürze aus seinem Phlegma herausgehoben werden will. Reis kommt bei uns hauptsächlich in zwei Formen vor: dem fest kochenden Langkornreis und dem mehr mehligen Rundkornreis, auch Süßreis genannt, weil er meist zu Milchreisgerichten verwendet wird. Reis wird als Naturreis oder Braunreis und größtenteils als Weiß- oder polierter Reis verwertet. Letzterem fehlen die mineral- und vitaminreichen Randschichten. Bei einseitiger Ernährung führt dies zu der Vitaminmangelkrankheit Beri-Beri, im Vorstadium zu nachlassender Leistungsfähigkeit und Konzentration. Empfehlenswert ist der parboiled Reis (Schnellkochreis), der trotz Schälens durch Dampfbehandlung einen Teil seiner Vitamine und Mineralstoffe behalten hat. Reis ist glutenfrei.

17 Kühne, P.: Dinkel, Einkorn und Emmer. Urkorn in der Ernährung. Arbeitskreis für Ernährungsforschung Bad Vilbel 2020

Die sieben Getreide

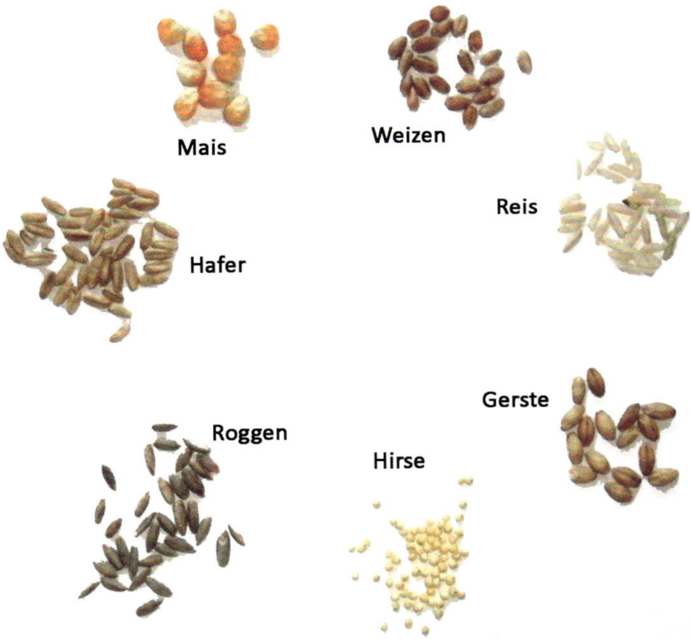

Gerste

Gerste ist neben Hirse das älteste Getreide der Welt. Sie war im alten Griechenland verbreitet und galt als ideales Nahrungsmittel für «Gladiatoren und Philosophen», also für körperlich und geistig geforderte Menschen. Jeder kann bemerken, dass der Verzehr von Gerste die Leistungsfähigkeit verbessert und lang andauerndes Arbeiten erleichtert. Im Gegensatz zum Weizen unterstützt sie nicht das formende, sondern mehr das offene, kraftvolle Denken. Gerste wurde von U. Renzenbrink von ihren Wirkungen her den Kräften des Planeten Mars zugeordnet. Sie vermittelt die anhaltende Stärke, während der Weizen als Sonnenpflanze zentrale Kraft entfaltet. Die Gerste enthält einen Schleim, der sich im Magen-Darm-Bereich schützend ausbreitet (β-Glucan). Er wirkt auch senkend auf den Cholesterinspiegel des Blutes. Ferner enthält die

Gerste Kieselsäure. Heute ist der Gerstenverbrauch in Deutschland sehr hoch, allerdings nicht, weil viel Graupen und Grütze gegessen werden, sondern wegen der Bierherstellung. Der hohe Kohlenhydratgehalt prädestiniert die Gerste zum Brauen von vergorenen Getränken. Ansonsten wird die Gerste bei uns an Geflügel und Schweine verfüttert, aber nur in geringen Anteilen für die menschliche Ernährung verwendet.

Hirse

Von Hirse unterscheidet man viele Formen und Gattungen. Die bekanntesten sind die Kolbenhirse, die Rispenhirse, der weiße und der rote Sorghum. Bei uns sind verschiedene Arten der Rispenhirse gebräuchlich. Neben der Goldhirse kennt man die diätetisch genutzte Braunhirse, die ungeschält ist, oder in Asien zum Beispiel Grünhirse. Hirse ist Wärme liebend, aber anspruchslos. Sie übersteht Dürre recht gut. Daher wurde sie auch Weizen des Sandes genannt und wird durch die Klimaänderung für etliche Länder interessant. Als Mehlbeimischung (⅓ Hirse, ⅔ Weizen) ergibt sie ein mürbes Gebäck. Hirsebrot krümelt leicht und enthält höchstens 50 % Hirse. Hirse ist ein traditionelles Getreide der Afrikaner, auch in trockenen Gegenden Asiens verbreitet, früher auch in Europa. Hirse ist reich an Silizium und Eisen. Sie wirkt auf Haare, Haut und Sinnesorgane, indem sie die Lichtempfindlichkeit und Elastizität reguliert. Ferner soll Hirse einen positiven Einfluss auf den Fluorhaushalt und die Zahnbildung des Menschen haben. Ihr Eisengehalt trägt besonders bei vegetarischer oder veganer Ernährung zur Versorgung bei. Hirse ist glutenfrei.

So variationsreich die Hirse vorkommt, so ist auch ihre Wirkung: regsam und beweglich machend. Hirse wärmt; es gibt Hirsekissen in der ärztlichen Therapie. Diese Eigenschaften deuten darauf hin, dass Hirse das sanguinische Temperament stützt: beweglich, schnell, veränderlich, Wärme liebend und ideenreich. Hirse steht unter den Kräften des Merkurs, des vermittelnden Planeten.[18]

18 Kühne, P: Die vier Temperamente des Menschen – ihr Einfluss auf die Ernährung. Arbeitskreis für Ernährungsforschung 2021

Roggen

Der Roggen hat seine Heimat in Osteuropa. Er kann neben dem Weizen gut zu Brot verbacken werden, ist mineralstoffreich, aber schwerer verdaulich. So sollte man ihn gut aufschließen durch Sauerteig, der die Mineralien löst und das eigentliche Aroma hervorlockt. Roggenbrei wurde früher lange eingeweicht, gekocht und gequollen, so dass er ganz süß schmeckte. So behandelt, beschert Roggen eine Fülle an Aromen, versorgt den Körper mit wichtigen Kräften und Inhaltsstoffen. Aus Roggenmehl wird zur weihnachtlichen Zeit der beliebte Lebkuchen gebacken. Die Roggenpflanze steht unter dem Zeichen des Jupiter. Das russische Volk ernährte sich früher fast ausschließlich von Roggen: als Brei, Brot und dem Nationalgetränk Kwass.

Hafer

Der Hafer kommt ursprünglich aus Westasien. Heute ist er in Norddeutschland, Skandinavien und England verbreitet. Er wirkt anregend auf alle Lebensprozesse, steigert Leistungsbereitschaft und Konzentration. Dieser Impuls geht bis zum «Feurigmachen», wie die Pferdebesitzer wissen. Hafer vermittelt körperliche Kraft, was viele Ausdauersportler wie Ruderer, Langstreckenläufer oder Bergsteiger bestätigen. Die alten Germanen galten als Haferesser und mit großer körperlicher Kraft ausgestattet.

Hafer ist reich an Magnesium, einem Mineralstoff, der viele Enzyme anregt sowie an Calcium. Er ist durch die Haferflocken bekannt; in England gibt es Porridge, einen mit Wasser und Salz gekochten Haferbrei. Haferschleim gilt als ideale Aufbaunahrung für Schwerkranke, Unterernährte und Rekonvaleszenten. Hafer hat wie Gerste einen health claim wegen seines ß-Glucans. Haferkuren helfen Menschen mit Diabetes Typ 2 ihren Zuckerstoffwechsel zu verbessern. [19]

Hafer ist glutenfrei, wenn er frei von Fremdsamen geerntet und verarbeitet wird. Es gibt im Handel besonders sorgfältig angebauten, transportierten und gemahlenen „glutenfreien Hafer" ohne Fremdbeimischungen.

19 Hafer - das Energiegetreide. Arbeitskreis für Ernährungsforschung Bad Vilbel 2022

Mais

Der Mais wirkt wie fremdartiges Getreide mit seiner mächtigen Gestalt, massig gegenüber den anderen Getreidearten. Er stammt aus Mittel- und Südamerika. Dort wurde er von den Indianern als Grundnahrungsmittel angebaut und ist immer noch das wichtigste Getreide. Mais hat männliche Blüten als Rispen an der Spitze und weibliche Blüten in den Blattachseln, aus denen sich die Maiskolben entwickeln.

Für den Menschen kann Mais problematisch werden, wenn man ihn falsch zubereitet. So trat bei den Mais essenden Völkern Südosteuropas die Krankheit Pellagra auf, die sich in Hautschäden, Durchfällen und Delirien äußerte. Spät erkannte man, dass es sich um eine Vitamin-Mangelkrankheit handelte, die vom starken Maisverzehr herrührte. Der Mais enthält zwar das Vitamin B_6, aber in einer Vorstufe, die der Mensch nicht nutzen kann. Bei den Indianern war diese Krankheit unbekannt, obwohl sie viel Mais verzehrten. Sie verrieben den Mais auf Kalksteinen, ehe sie den Brei anrührten. Dieser Kalk bewirkte ein Freiwerden des Vitamins; der Mais wurde vollwertig. Daher ist das Zufügen calciumhaltiger Nahrung (Milch, Gemüse) hilfreich. Mais wird meist als Brei (Polenta, Sterz) oder Fladen (Tortilla) gegessen. In Mitteleuropa gedeiht überwiegend Futtermais, Zuckermais braucht wärmeres Klima. Von diesem werden die unreifen Kolben verzehrt. In solchem Zustand ist das Korn noch nicht so mineralisiert und leichter verträglich. Mais fördert das melancholische Temperament und ist dem Planeten Saturn zugeordnet. Mais ist glutenfrei.

Die getreideähnlichen Samen

Einige Pflanzen bilden getreideähnliche Samen, die in der Ernährung verwendet werden. Dazu gehören Buchweizen, Wildreis, Quinoa und Amaranth, die verschiedenen Pflanzenfamilien angehören.

Buchweizen

Dieses Knöterichgewächs, das „Getreide“ mongolischer Völker, zeichnet sich durch eine nur dreimonatige Vegetationsperiode aus, weshalb es von Nomadenvölkern angebaut wurde. Darauf weisen die Namen «Heidenkorn» oder französisch «sarrasin» hin. Der Samen ist dreieckig wie die Buchecker und wird wie Weizen verwendet; so erklärt sich der deutsche Name. Buchweizen kann zu Grütze, Grieß, Bulgur oder Mehl verarbeitet werden und ist backfähig. Früher war er bei uns häufig, wurde aber von den Getreidearten verdrängt. Der Buchweizen enthält einen roten Farbstoff, der beim Kochen zerstört wird. Sein Eiweiß ist leicht verdaulich. Deswegen eignet sich Buchweizen auch als diätetisches Nahrungsmittel bei Stoffwechselproblemen. Sein Geschmack wird als apart gelobt oder abgelehnt. Buchweizen lockert Gebäck, daher setzt man ihn oft Teigen für Brot oder Pfannkuchen zu. Er wird für die glutenfreie Ernährung genutzt.

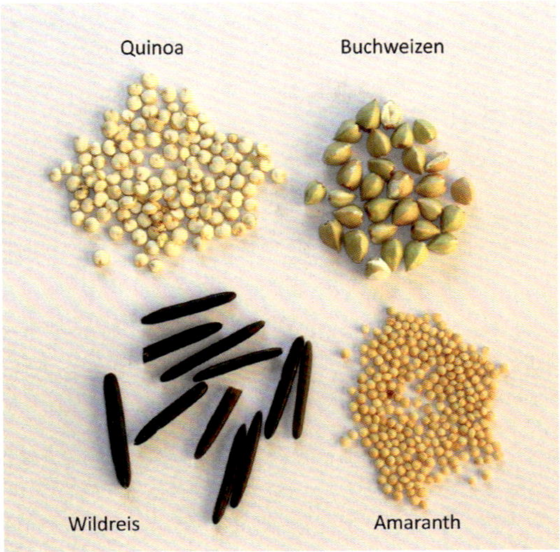

Wildreis

Wildreis fällt mit seinen langen, schwarzen Körnern auf. Er ist ein Wassergras, das nicht mit dem Getreide verwandt ist. Die Farbe nehmen die Körner durch die Verarbeitung an: das feuchte, geerntete Korn wird zum Trocknen gedarrt und erhält dabei seine dunkle Farbe. Er hat ein apartes Aroma und weist einen etwas höheren Eiweiß- (13,7 %) und Vitamin B_2 Gehalt auf.

Quinoa

Quinoa, auch Reismelde oder Peru-Spinat genannt, wächst traditionell in den Andenhochebenen. Die Indios verwenden von dieser genügsamen Pflanze die Samen, die wie Getreide als Brei, Suppen, Bier und Brot (mit 25 % Weizenzusatz) zubereitet werden. Auch in Indien werden Verwandte der Quinoa im Hochland kultiviert und stellen ein wertvolles Nahrungsmittel dar. Quinoa ist reich an Natrium, Kalium und Eisen. In der Samenschale sind Saponine enthalten, die durch besondere Verarbeitungsverfahren heraus gelöst werden.

Amaranth

Die kleinen hellbraunen Körnchen stammen wie Quinoa von einem Fuchsschwanzgewächs, was durch seine farbigen Blütenstände an einer bis zu 2 m hohen grünen Pflanze auffällt. Amaranth zeichnet sich durch viele wertvolle Nährstoffe aus, wobei vor allem der Gehalt an Eisen und der Aminosäure Lysin erwähnenswert ist. Da die Getreidearten eher wenig Lysin enthalten, ist Amaranth eine gute Ergänzung. Er wird als Körnchen, gepufft und in Müsli angeboten.

Stärkereiche Knollen

Getreide und Kartoffeln machen in vielen Ländern der Welt die Grundnahrungsmittel aus. Es gibt noch andere Knollen, die vor allem in wärmeren Gebieten der Erde das Hauptlebensmittel liefern. Dies sind Maniok, Yamswurzel, Batate und Taro. Die Batate oder Süßkartoffel wird inzwischen auch in Mitteleuropa als Gemüse sogar in Demeter und ökologischer Qualität angeboten. Bei der Yamswurzel muss man die tropischen Arten von dem chinesischen Yam unterscheiden, der auch in subtropischem und gemäßigtem Klima wächst.

Maniok

Maniok, auch Cassava oder Yuca genannt, ist ein Wolfsmilchgewächs, stammt also aus einer Familie, die Milchsaft hervorbringt (s. S. 28) und stark im Wässrigen lebt. Der Milchsaft enthält ein Blausäureglycosid, das Linamarin und ist giftig. Maniok ist ein bis zu 3 m hoher mehrjähriger Strauch mit großen Blättern, die an den verwandten Rhizinus erinnern. Die Kraft der Pflanze geht in die Knolle, die 30-90 cm lang werden kann und stärkereich ist. Maniok wird wegen des Linamarins nicht roh, sondern nur geschält und erhitzt verzehrt. Aus Maniok gewinnt man Tapioka-Stärke (s. S. 160). Im tropischen Afrika, Südamerika und Südostasien ist Maniok verbreitet. Sein hoher Stärkeanteil und die Beziehung zum Wässrigen vermitteln eine leicht beruhigende Komponente und eine gewisse Schwere. Da Maniok nur 1 % Eiweiß enthält, bedarf dieses Grundnahrungsmittel der Ergänzung durch eiweißreiche Hülsenfrüchte, Fleisch oder Fisch.

Yamswurzel

Die Yamswurzelgewächse umfassen über 600 Arten, von denen etwa 10 als Nahrungspflanzen dienen. Die Familie heißt nach dem griechischen Arzt Dioscorides. Einige Yamsarten enthalten das Hormon Diosgenin, aus dem man unter anderem Cortison herstellen kann.

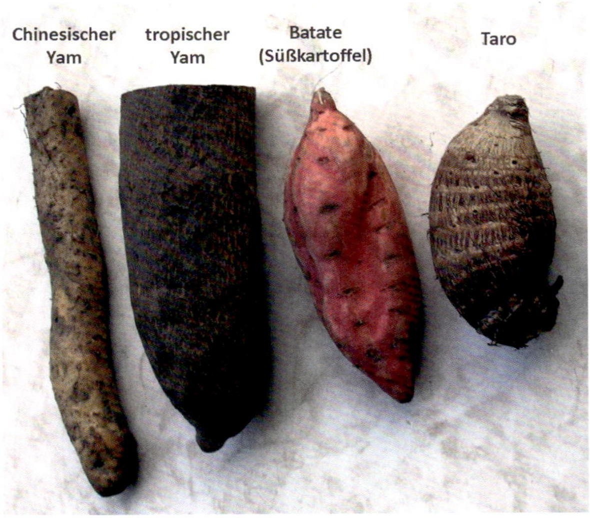

Die Yamswurzel ist eine Rankenpflanze, die im Gegensatz zum Windengewächs Batate sich zum Licht hochrankt, was ihre Knollengröße enorm fördert. Die Knollen dieser tropischen Yamsarten sind mehrere Kilogramm schwer, dick und fest im Fleisch. In ihrer afrikanischen Heimat bereitet man einen Brei, Fufu daraus, aber auch Mehl, Flocken, Beilage wie Kartoffeln und Stärke. Die Kultur erfolgt auf Dämmen oder Haufen, was Anbau und Ernte erleichtert.

Chinesische Yamswurzel

Von den vielen Yamswurzel-Arten gibt es nur zwei, die auch in subtropischem Klima wachsen. Dazu gehört die chinesische Yamswurzel (Dioscorea batatas). Sie gedeiht auch in Mitteleuropa, ist aber nicht winterfest. Hauptanbauländer sind China, Japan, Australien und zunehmend die südlichen USA. In Europa wurde mehrfach der Anbau erprobt, aber durch die schwierige Ernte der tiefwachsenden Knollen wieder aufgegeben. Nur im klimatisch günstigen Loiregebiet mit Sandböden hat sich der Anbau gehalten, es gibt sie auch auf biologisch-dynamischen Höfen unter dem Namen „Lichtwurzel".[20] Die chinesische Yamswurzel hat eine lang gestreckte Knolle und unterscheidet sich sehr von den tropischen Yamswurzeln. Da sie Schleimstoffe enthält, sollte sie am besten mit Schale gekocht und erst hinterher geschält werden. In ihrer Heimat wird sie wie Kartoffeln verwendet, auch zu Chips verarbeitet. Rudolf Steiner wollte seiner Zeit den Anbau fördern als Ersatz für den Kartoffelverzehr. Die zur Sonne strebenden Blattranken zeigen wie auch die langgestreckte keulenartige Knolle einen starken Lichtbezug und weisen damit eine positivere Wirksamkeit als die Kartoffel auf.

Nährstoffe der Knollen pro 100 g

	Maniok	Batate	Taro	Yam	Kartoffel
Energie in kcal	134	114	107	110	70
Wasser in g	63,1	69,2	70,1	68,9	77,8
Eiweiß in g	1,0	1,6	1,6	2,0	2,0
Kohlenhydrate in g	32,1	24,1	22,8	22,4	14,8
Kalium in mg	344	360	564	393	417
Calcium in mg	32	22	47	25	6
Eisen in mg	1,2	0,66	1,5	0,90	0,43
Vitamin A in µg	5	1300	2	2	0,9

Quelle: Souci, Fachmann, Kraut: Die Zusammensetzung der Lebensmittel. 8. Aufl. Stuttgart 2016

Batate

Die Batate oder Süßkartoffel ist ein Windengewächs, verwandt mit der Ackerwinde. Sie bringt kriechende Blätter hervor, die den Boden völlig bedecken können. Sie gibt ihre Kräfte in die stärkereichen Knollen, die in orangener oder weißer Farbe vorkommen. Die Batate stammt aus Südamerika, ist heute weltweit verbreitet, zunehmend auch in Südeuropa. Im Unterschied zu den anderen stärkereichen Knollen besteht ein Teil ihrer Kohlenhydrate aus Zucker, so dass sie süß schmeckt. Manchmal wird die weiße Batate mit der Yamswurzel verwechselt, obwohl sie anders aussieht und schmeckt. Die Batate wird bei uns als Gemüse,

20 Anbau heute u.a. auf dem Andreashof, Kirchgasse 35, 88662 Überlingen-Deisendorf

aber auch wie Kartoffeln in Gratins oder Aufläufen verarbeitet. Man kann sogar Konfitüre aus ihr zubereiten. Als kriechendes Windengewächs verfügt sie über weniger Aufrichtekräfte und Lichtwirksamkeit als die Yamswurzel, die hochrankt. Allerdings zeigt ihre kräftige Farbe einen Bezug zu den Früchten, man könnte von einer «Wurzelfrucht» sprechen. Als Wurzel spricht sie gemäß der Dreigliederung das Nerven-Sinnes-System an, ihr Fruchtcharakter macht sie gut verdaulich. Erwähnenswert ist der hohe Gehalt an ß-Carotin.

Taro

Taro ist auch unter den Namen Coco-Yam, Wasserbrot oder Eddoe bekannt, er gehört zur Familie der Aronstabgewächse. Von dieser Familie ist sonst nur das Gewürz Kalmus eine Nahrungspflanze. Taro wächst als Sumpfpflanze mit riesigen Blättern, hat also eine Beziehung zum Flüssigen und Irdischen. Heute wird er vor allem in Westafrika, Polynesien und Indien angebaut, aber auch in dem subtropischen Klima der Mittelmeerländer von Ägypten bis Spanien sowie dem Süden der USA und Brasilien. Man verzehrt die stärkehaltigen Knollen der Pflanze wie Kartoffeln, bäckt Brot daraus oder nutzt die großen Blätter und Blattstiele als Gemüse. Wegen des Gehalts an Calciumoxalatkristallen (Raphide) muss man die Knollen erhitzen, das Kochwasser wird weggegossen. Diese Raphide wirken schleimhautreizend und können zu Verdauungsstörungen führen. Taro hat einen leichten Kokosgeschmack und wird ähnlich wie Maniok und Yamswurzel zubereitet.

Das Brot

In Deutschland gibt es über 200 Sorten Brot: vom Vollkorn- bis zum hellen Toastbrot, vom Leinsamen- bis zum Kartoffelbrot. Die Bäcker sind stolz auf diese Vielfalt. Allen Broten ist gemeinsam, dass sie räumliche Gebilde sind. Diese Eigenschaft unterscheidet sie von den Fladenbroten, die flach, fast zweidimensional sind. *Fladenbrot* wurde aus Mehl, Wasser und etwas Salz zubereitet, auf heißen Steinen gebacken und frisch verzehrt. Beim Lagern - über einen Tag hinaus - verlor es an Geschmack und Knusprigkeit und war daher für die Vorratshaltung nicht geeignet.

Die Herstellung von Fladenbrot war entwicklungsgeschichtlich eine große Leistung. Davor gab es nur den Brei. Es wurden neue Kenntnisse und Fertigkeiten entwickelt, um ein Brot zu backen: So musste das Getreide angebaut, geerntet, zu Schrotmehl verrieben und zu Teig verarbeitet werden; dann erfolgte der Backprozess. Bei diesen Verfahrensschritten wirken verschiedene Kräfte auf das Fladenbrot ein: Die Kräfte der Erde durch das Korn und das Salz, die Kräfte des Wassers bei der Teigbereitung und die Kräfte des Feuers beim Backprozess. Es liegt also eine *Dreiheit* von verschiedenen Kräften vor.

Ungesäuertes Brot

Kraft	**Stoff (Zutaten)**	**Prozess (Herstellung)**
Mineralisch-fest	Korn und Salz	Mahlprozess
Flüssig	Wasser	Teigbereitung
Wärmehaltig-feurig	Korn und Wärme	Backvorgang

Zutaten und Prozesse

Das Mineralische tritt bei der Samenbildung des Korns auf. Während Stängel, Blatt und Blüte der Entfaltung der Pflanze dienen, entsteht bei der Samenbildung das Gegenteil: Die Pflanze zieht sich zusammen, verinnerlicht und konzentriert ihre Stoffe und Kräfte auf kleinstem Raum und versieht sie zum Schutz mit einer harten Schale. So gewappnet kann der Samen den lebensfeindlichen Winter überstehen. Er enthält viele mineralische Eigenschaften, aber auch Wärme. Daher erscheint das Korn, dem Mineralisch-Festen und dem Wärmehaften zugeordnet. Neben dem *Korn* wird das *Salz* als Zutat zum Brot, zum Würzen verwendet. Es ist ein festes Kristall. *Wasser* ist eine weitere Zutat, lebendig und regsam. Die zugeführte Wärme stammte ursprünglich von der Sonne, welche die Steine erhitzte, auf denen der Teig gebacken wurde. Später wurde Brennmaterial wie Holz oder Tierdung verwendet. Auch diese Materialien kommen aus der Natur und gehören wie Getreide und Wasser dem lebendigen Bereich an.

Am Beginn des Brotbackens steht die Zerkleinerung des Korns. Hier wird zerstört und somit mineralisiert. Dies bereitet gleichzeitig den Neuanfang vor. Es folgt die Teigbereitung mit der Wasserzugabe. Dem zerkleinerten Korn werden Lebenskräfte des Wassers zugeführt. Die

Stärke beginnt zu quellen, es findet eine Entfaltung statt. Der Teig dehnt sich aus, während er das Wasser in sich aufsaugt. Nach der Quellzeit wird er auf die heißen Steine gegeben. Es beginnt das Backen, das ein Zusammenziehen bewirkt. Das Brot verliert Wasser und beginnt sich zu verhärten. Ehemals weiche Strukturen erstarren, sie «verkleben».

Fladenbrote werden heute noch in Afrika, Südamerika und einigen asiatischen Ländern hergestellt. Bei uns erhältliche Fladenbrote sind mit Hefe gelockert, also nicht die ursprünglichen. In Europa und Nordamerika hat sich der Brotlaib, das gesäuerte Brot, durchgesetzt. Es enthält neben den drei Kräften der Erde, des Wassers und des Feuers noch eine vierte: die Luft. Sie ist bisher nur durch die lockernde Triebfähigkeit des frischen Schrotes aufgetreten. Bei den gegorenen Broten wird die Kraft des Luftigen gezielt genutzt: Es entsteht keine Fläche mehr, sondern das dreidimensionale Brot.

Das gesäuerte Brot

Die Bezeichnung «Brot» weist auf dieses neue Element hin, denn der Name ist dem althochdeutschen «brauen» und «Brühe» verwandt. Diese Begriffe bezeichnen das Gegorene und lassen sich auf den Sauerteig zurückführen. Das neue Element, die *Luft*, die jetzt im Brot mitwirkt, gelangt durch Lebendiges in den Teig. Kleinlebewesen wie Bakterien und Hefepilze bilden durch ihre Stoffwechseltätigkeit die Gase, die den Teig durchsetzen. Beim *Backen* erstarrt der Teig, besonders das Eiweiß bildet Poren aus. Darin wird die Luft als Kohlendioxid festgehalten. Damit das Brot gleichmäßig gelockert ist, knetet man den Teig.

Gesäuertes Brot

Kraft	Stoff (Zutaten)	Prozess
Mineralisch-fest	Korn und Salz	Mahlprozess
Flüssig	Wasser	Teigbereitung
Luftig	Triebmittel (Hefe, Sauerteig)	Kneten, Gehen lassen
Feurig-wärmehaft	Korn und Wärme	Backen

Es liegt bei den gesäuerten Broten also eine Vierheit vor, welche die vier Elemente Erde, Wasser, Luft und Feuer beinhaltet. Lebensmittel, die aus einem Zusammenklang dieser vier Kräfte und Stoffe entstehen, sind als Grundnahrungsmittel von Bedeutung. Wenn man die zahlrei-

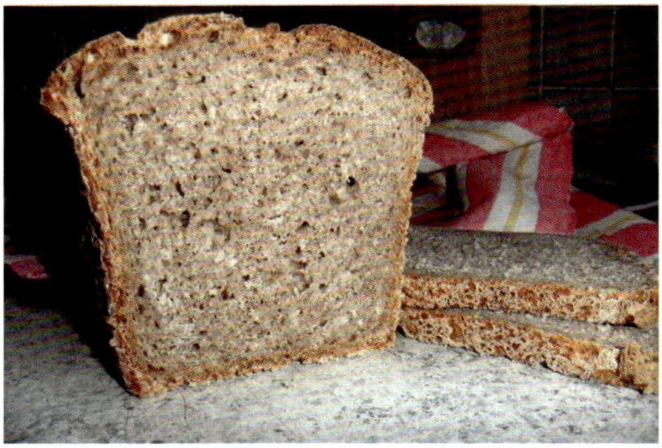

chen Brotarten betrachtet, so ist zu sehen, dass die Viererharmonie durch andere Bestandteile verändert wird. So können Gewürzkräuter wie Kümmel, Fenchel und Anis das luftige und wärmehafte Element verstärken, während Sojamehl das wässrige und erdhafte Element betont. Ein Weizenbrot ist weniger schwer als ein Roggenbrot. Letzteres muss stärker «aufgeschlossen» werden. Dies macht der sich langsam entwickelnde Sauerteig mehr als die schnellwüchsige Hefe. Letztere produziert zwar viel Luft, setzt sich jedoch weniger mit dem Teig auseinander. Unter diesem Gesichtspunkt wird verständlich, dass ein chemisches Backpulver das Brot zwar lockert, aber diese «Luft» wie aufgesetzt erscheint. Dies äußert sich durch geringes Aroma und Fremdgeschmack. Ähnlich müssen die chemischen Backhilfsmittel beurteilt werden. Hier wird in die Harmonie eingegriffen. Andere biologische Triebmittel wie die Honig-Salz-Gärung verstärken dagegen die Brotqualität positiv zum Wärmehaften.

Wirkung des Brotes auf den Menschen

Wie wirken diese Kräfte auf den Menschen? Es hängt davon ab, was erreicht werden kann oder soll. Ein Brot mit intensiver Wärmewirkung wie das Honig-Salz-Brot verhilft dem Menschen zu einer Stärkung der gereiften, konzentrierenden Kräfte, während ein sehr luftiges Brot seine «Lockerheit» auf den Menschen überträgt. Handelt es sich beim Esser um einen verträumten Menschen, so kann dieses Brot ungünstig sein, beim verfestigten, ja verhärteten Menschen günstig. Die Hinzufügung von mineralischen Anteilen erscheint unter diesen Aspekten bedenklich, fördert sie doch das Verhärtende, Degenerative, unter dem Menschen heute leiden. Den Broten aus hellem Mehl fehlen Vitamine und Mineralstoffe. Sie sollten nicht zu häufig gegessen werden.

Insgesamt gehört Brot zu den wichtigsten Lebensmitteln in der menschlichen Ernährung.

Die Hülsenfrüchte

Hülsenfrüchte oder Leguminosen umfassen eine der artenreichsten Familien: Man zählt über 12.000 Pflanzen. Dazu gehören Erbsen, Bohnen und Linsen, aber auch Soja, Erdnuss, Süßlupine oder das als Lakritz verzehrte Süßholz. Die Hülsenfrüchte sind von alters her geschätzte, nährstoffreiche Pflanzen: Gemeinsam mit dem Getreide waren sie Volksnahrungsmittel. Auch heute weisen noch traditionelle Rezepte auf diese Bedeutung hin: Linsen mit Spätzle in Schwaben, Bohnen mit Mais in Südamerika oder Gerste mit Bohnen in Indien.

Hülsenfrüchte sättigen gut, sind leicht in größeren Mengen anzubauen und als Samen lagerfähig. Ihre blähende Wirkung spielte bei der größeren körperlichen Aktivität der Menschen früher nicht die Rolle wie heute bei den Menschen mit überwiegend sitzender Lebensweise. Trotzdem wussten einige Menschen schon damals von einer weniger erwünschten Wirkung der Hülsenfrüchte. So verboten einige griechische Philosophen – bekannt ist es besonders von den Pythagoräern – den Genuss von Bohnen, «weil sie das Denken belasten».[21] Auch können einige der weit verbreiteten Hülsenfrüchte wie die Sojabohne in unerhitztem Zustand Vergiftungen hervorrufen. Diese Gifte lassen sich durch geeignete Zubereitungsverfahren wie Kochen zerstören. Sie wirken auf den Eiweißstoffwechsel des Menschen, können das Blut schädigen wie Lektine und Saponine in Bohnen und Soja, Favismus durch Saubohnen hervorrufen oder die Zellatmung blockieren wie Blausäure in grünen Gartenbohnen. Wie kommt es zur Giftbildung? Dies hängt mit Wachstum und dem Prozess der Substanzbildung zusammen.

Wachstum und Substanzbildung

Legt man die Samen von Hülsenfrüchten, z.B. Bohnen, in feuchte Watte, so findet schon nach wenigen Stunden eine Keimung statt. Ein dicklicher weißer Keim wächst empor und entfaltet nach kurzer Zeit zwei Keimblätter. Hier drückt sich starke Wachstumskraft aus. Fast alle Hülsenfrüchte bilden eine tief in den Boden dringende Pfahlwurzel aus.

21 Steiner, R: Die Durchgeistigung der Substanz. Vortrag 10.11.1923 in: Der Mensch als Zusammenklang des schaffenden, bildenden und gestaltenden Weltenwortes. GA 230, Rudolf Steiner Verlag Dornach 1993, S. 189.

Im Erdreich gehen sie eine Symbiose mit Knöllchenbakterien ein. Diese Mikroorganismen binden Stickstoff aus der Luft, der nun den Hülsenfrüchten zur Verfügung steht, darüber hinaus für andere Pflanzen im Boden verbleibt. Diese Versorgung macht die Hülsenfrüchte weitgehend unabhängig von Stickstoffdüngung durch Minerale, Kompost oder Mist und ermöglicht ihnen außerdem, diesen Reichtum an Nährstoffen in großzügigster Weise zu verwerten: Sie bauen das stickstoffhaltige Eiweiß auf. Hülsenfrüchte enthalten große Mengen an Eiweiß, sie übertreffen teilweise noch tierische Produkte. Daneben bilden sie aber aus dem Stickstoff auch die Gifte, die der Gruppe der Alkaloide angehören. Manchmal ist der Impuls der Giftbildung so stark, dass auch den Kohlenhydraten zugehörige Stoffe wie Saponine, Seifenstoffe entstehen. Neben der überaus reichlichen Versorgung mit Stickstoff vermögen die Hülsenfrüchte dem Boden noch viele andere Minerale zu entnehmen. Die Fähigkeit sich den Mineralbereich nutzbar zu machen, zeigt, welche Dynamik in dieser Familie lebt. Sie ist auch im üppigen Wachstum und in der Fruchtbildung zu sehen. So wirken zwei Kräfte: das mineralische und das luftige Element. Die Beziehung zum Wässrigen wie auch zur Wärme ist dagegen sehr schwach ausgeprägt.

Inhaltsstoffe von Hülsenfrüchten in 100 g

Art	**Eiweiß** g	**Fett** g	**Kohlenhydrate** g	**Ballaststoffe** g	**Calcium** mg	**Eisen** mg	**Vitamin B_1** mg
Bohne, weiße	21,1	1,6	34,7	23,2	113	6,1	0,50
Erbse	22,9	1,4	41,2	16,6	51	5,2	0,76
Kichererbse	19,0	5,9	44,3	15,5	124	6,1	0,5
Linse	23,5	1,5	40,6	17,0	65	8,0	0,48
Erdnuss	25,3	48,1	7,5	11,7	40	1,8	0,9
Süßlupine	36,0	4-7	5,0	15-18			
Mungbohne	23,1	1,2	41,5	17,3	90	6,8	0,5
Soja	34,9	18,3	6,3	22,0	201	6,6	1,0
Vergleich Weizen	*10,6*	*1,8*	*59,5*	*13,3*	*33*	*3,3*	*0,46*

Quelle: Die große GU Nährwert Kalorien Tabelle. München 2020/21

Die Hülsenfrüchte wachsen unter Ausbildung von feinen, gefiederten Blättern. Fast keine Art entfaltet einen aufrechten Stängel, viele bilden Ranken. Alle Pflanzenteile sind sehr beweglich, reagieren auf Luft und Licht wie die Mimose, und zeigen eine intensive Beziehung zum Luftbereich. Die sich entwickelnden Blüten nennt man Schmetterlingsblüten, die sich mit Hilfe von Insekten oder Wind bestäuben. Aus der befruchteten Blüte bildet sich die luftgefüllte Frucht, die Hülse. Auch hier zeigt sich die Beziehung zum Luftelement.[22] In der Hülse wachsen die Samen heran. Zunächst wird die Frucht grünreif. Jetzt werden die Gemüsefrüchte wie grüne Bohnen und Erbsen geerntet. Es folgt die Gelbreife und Vollreife, bei der die Blätter bereits gelb, die Hülsen lederartig zäh und die Samen hart sind. In der Totreife springen die Hülsen auf. Hülsenfrüchte werden in der Vollreife geerntet und wenn nötig nachgetrocknet. Auffallend ist die Hartschaligkeit. Die Samen sind reich an Eiweiß, Ballast- und Mineralstoffen. Erbsen, Bohnen und Linsen enthalten wenig Fett; Ausnahmen bilden Soja und Erdnuss. Der hohe Ballast- und Mineralstoffgehalt ist ein Zeichen für die Kräfte des Mineralischen, der hohe Eiweißgehalt deutet auf die Kräfte des Luftigen. Auffallend sind die verschiedenen Farben der Samen, die bei Bohnen schwarz, weiß, rot, gesprenkelt und marmoriert auftreten. Auch hier wirken starke blütenhafte Kräfte.

Bedeutung von Kohlenhydrat und Eiweiß bei Pflanze und Tier

Substanz	Pflanze	Tier
Kohlenhydrat	Gerüstbildung (Stängel, Blätter) Zuckerbildung bei Assimilation Speicherstoffe	Zucker im Stoffwechsel
Eiweiß	aktive Substanz in Zellen Speicherstoff (Früchte, Samen)	Gerüstbildung (Fleisch, Haut) aktive Substanz in Zellen

Durch die Symbiose mit den Knöllchenbakterien steht den Hülsenfrüchten Stickstoff in großer Menge zur Verfügung, aus dem sie Eiweiß aufbauen können. Nun ist Eiweiß ein Stoff, der dem Tierkörper zugeordnet ist, weniger der Pflanze. So bestehen Muskeln, Bänder, Sehnen, Gewebe, Häute und Fell aus Eiweiß, bei der Pflanze sind die Gewebe aus Kohlenhydraten, besonders Zellulose aufgebaut. Wenn die Hülsenfrüchte so große Eiweißmengen produzieren und speichern, so nähern sie sich der Tierwelt, ohne ihr anzugehören. Diese Diskrepanz führt zu Störungen: Ein Teil des Stickstoffs wird zu giftigen Alkaloiden, eigentlich Vor- und Zwischenstufen der Eiweißsubstanz, aufgebaut. Dazu kommt, dass das pflanzliche Eiweiß der Hülsenfrüchte kompakt ist. Ihm fehlt das schwefelhaltige Methionin. Schwefel ist der Mineralstoff, der dem Geistigen das Eingreifen in den Körper erleichtert. Wie er-

22 Pelikan, W.: Heilpflanzenkunde. Bd. 1. Verlag am Goetheanum Dornach 2000. S. 305

wähnt, lehnten die Pythagoräer Hülsenfrüchte ab, weil sie das Denken belasten. Könnte hier der Mangel an Schwefel eine Rolle spielen? Der Same bleibt stark im Irdischen, erschwerte er geistige «Höhenflüge» der alten Philosophen?

Die kompakte Struktur des Hülsenfrüchte-Eiweißes ist nicht so leicht abzubauen. Dies war den Menschen früher bekannt, und instinktiv kombinierten sie die Hülsenfrüchte mit Getreide und würzten es kräftig mit Kümmel, Senf oder den wärmenden Lippenblütler-Gewürzen. Das Getreideeiweiß ergänzt das der Hülsenfrüchte in guter Weise, so dass der Mangel an schwefelhaltiger Aminosäure ausgeglichen wird und beide wertvoller sind. Bei Mais und Bohnen ist hierfür ein Verhältnis von 2/3 Mais zu 1/3 Bohnen günstig.[23] Die Kombination von Hülsenfrüchten mit Getreide ist daher sehr zu empfehlen.

Die einzelnen Hülsenfrüchte

Die bei uns verbreiteten und bekannten Hülsenfrüchte sind Erbsen, Bohnen und Linsen. Von ihnen sind Linsen am verträglichsten. Erbsen und Bohnen werden am besten über Nacht eingeweicht, dann zwei Stunden gekocht und erst zum Schluss gesalzen, da sonst die Samen hart bleiben können. Ferner verbessert sich die Bekömmlichkeit durch Würzen z.B. mit Kümmel oder Fenchel. Ebenso ist eine Zugabe von Gemüse wie Möhren oder Pastinaken hilfreich.

Erbsen

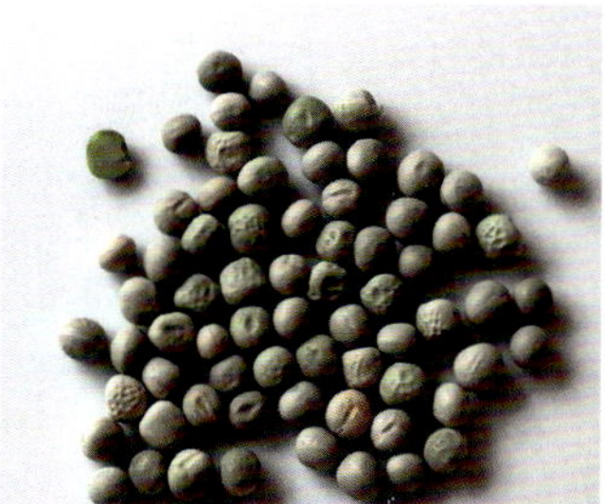

Es gibt rund 250 Sorten, unter denen die grünen und die gelben die bekanntesten sind. Sie kommen auch geschält und wegen der Ansehnlichkeit poliert in den Handel. Dadurch werden sie leichter verdaulich, aber auch weniger vollwertig.

23 Elmadfa, I.; Leitzman, C.: Ernährung des Menschen. Eugen Ulmer Verlag Stuttgart 2019. S. 227

Erbsen sind alte Kulturpflanzen der Stein- und Bronzezeit. Sie stammen aus Vorder- und Südwestasien.

Kichererbsen

Die Kichererbse wächst in den Mittelmeerländern, Südamerika und Mittel- und Südasien. Durch Urlaubsreisen in diese Länder und Migranten ist sie bei uns bekannt geworden. Sie wird gekocht, eingelegt und als Mehl verwendet. Bekannt ist Falafel, eine Art Bratling aus Kichererbsen und Bulgurgetreide. Kichererbsen enthalten mehr Fett als Erbsen oder Linsen, sind reich an Eisen, Magnesium und B-Vitaminen. Ihr Name stammt von ihrem lateinischen Namen «Cicer» und hat nichts mit Fröhlichkeit zu tun.

Bohnen

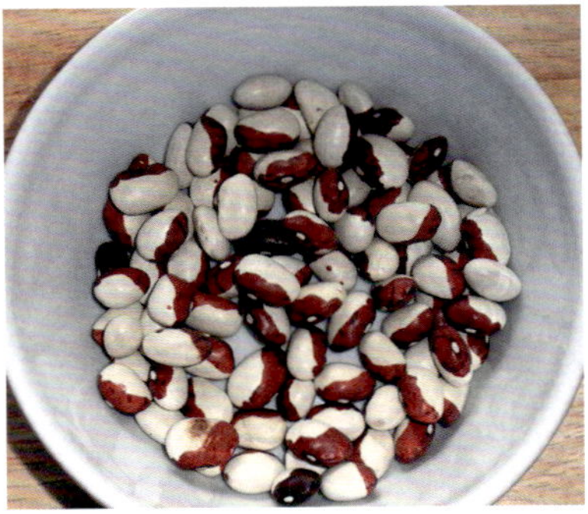

Marmorbohnen - Phaseolus-Gattung

Unter Bohnen versteht man die Samen verschiedener Gattungen der Hülsenfrüchte wie Phaseolus, zu der die Garten-, Mond- und Feuerbohnen gehören. Zur Gattung Vigna zählen die aus Asien stammenden Adzuki-, Mung- und Spargelbohnen. Die dicke Bohne oder Ackerbohne gehört zur Gattung der Wicken (Vicia faber). Kidneybohnen werden in Amerika zu «Chili con carne« verwendet. Bohnen müssen immer gekocht werden, um die erwähnten Giftstoffe und Enzymhemmer abzubauen. Auch gekeimte Bohnen werden in ihrer asiatischen Heimat deshalb immer angebraten oder blanchiert.

Linsen

Die Linsen bevorzugen warmes Klima und wachsen vor allem in Nordafrika und Südeuropa. Es gibt auch Anbau in Süddeutschland. Ihre Heimat ist Südwestasien, wo sie schon seit der Steinzeit bekannt sind. Linsen sind leichter verdaulich als die anderen Hülsenfrüchte. Die Samen weisen eine Farbe von Gelbgrün über Rötlich bis Dunkelbraun auf. Ihr hoher Eisengehalt ist für die vegetarische Küche wichtig.

Sojabohnen

Die Sojabohne ist die am meisten verbreitete Hülsenfrucht. Sie stammt aus China und wird heute in allen tropischen und subtropischen Gebieten angebaut, inzwischen versucht man sie auch im gemäßigten Klima anzubauen. In Asien ersetzt sie die Milch und Milchprodukte (Sojadrink, Tofu). Es gibt viele Sojaprodukte, auch Fleischersatz wie Sojawürste, Sojakoteletts usw. Diese Produkte sind meist hoch verarbeitetes Sojaeiweiß. Man kann sie auch aus Tofu machen, dies ist vollwertiger. Soja wird bei Milchunverträglichkeit als Ersatz verwendet. Für Säuglinge rät man inzwischen wegen des Gehalts an Phytoöstrogenen nur mit ärztlicher Aufsicht eine Sojanahrung im ersten Lebensjahr zu geben.[24]

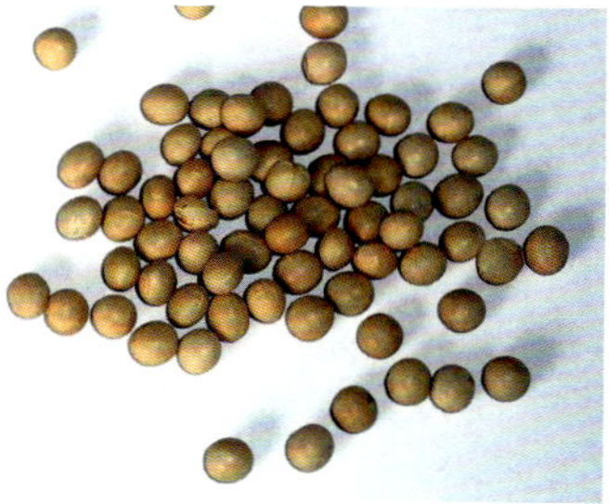

Die Höhe des Eiweißgehaltes der Sojabohne (35 %) lässt auf eine Einseitigkeit schließen (Getreide ca. 11-14 %). Ansonsten ist die Pflanze fettreich (18 %) im Gegensatz zu den anderen Hülsenfrüchten wie Bohnen (1-2 %), Linsen (1,5 %) oder Kichererbsen (5,9 %). Daher gewinnt man Sojaöl aus den Samen. Dafür enthält die Sojabohne kaum Kohlenhydrate (6 %) gegenüber Erbsen (41 %) oder Linsen (40 %). Vergleichbar mit den Inhaltsstoffen der Sojabohne ist die *Süßlupine*. Für Soja gilt aufgrund des hohen Eiweißgehaltes vermehrt die „beschwerende" Wirkung. In der fleischarmen asiatischen Kost ergänzt sie gut den kohlenhydrathaltigen Reis. Zu den kompakteren Kartoffeln, Weizen oder gar Roggen passt sie wenig, da die Schwere zu sehr betont wird. Tofu mit seinem geringen Eiweißgehalt von 5-8 % ist davon kaum betroffen, ebenso wenig wie Miso, eine fermentierte Mischung aus der kohlenhydratreichen Gerste mit der eiweißreichen Sojabohne.

24 Säuglingsnahrung aus Sojaeiweiß ist kein Ersatz für Kuhmilchprodukte. Bundesamt für Risikoforschung. Pressemeldung 21/2007

Lupinen

Die Süßlupine wird noch nicht lange in der menschlichen Ernährung verwendet, da sie früher viele Bitterstoffe enthielt. Seitdem es Bitterstoff-freie Sorten gibt, werden sie als Tierfutter und Lebensmittel eingesetzt. Die Süßlupine wächst im Gegensatz zur Sojabohne im gemäßigten Klima, so dass sie eine heimische Eiweißergänzung darstellt. Lupinenmehl kann in Backwaren verwendet werden, es gibt Brotaufstriche und Lupinentofu. Ihr Eiweißgehalt ist ähnlich hoch wie von Soja, der Fettgehalt jedoch deutlich niedriger, vergleichbar der Kichererbse. Der hohe Eiweißgehalt von Soja und Lupine führt dazu, dass vermehrt Allergien gegen diese beiden Pflanzen auftreten. Alle Lebensmittel, die sie enthalten, müssen gekennzeichnet werden.

Die Hülsenfrüchte haben bis heute einen wichtigen Einfluss in der Ernährung vor allem bei Völkern, die wenig tierische Lebensmittel zur Verfügung haben. Inzwischen sind besonders Linse und Kichererbse für die feine Küche wiederentdeckt. Ihre Sonderstellung gegenüber dem Stickstoff und dem daraus gebildeten Eiweiß führt dazu, dass sie eiweißreich, aber roh teilweise auch unbekömmlich bis giftig sind. Am günstigsten ist eine Kombination mit Getreide. Ferner hilft eine geeignete Zubereitung, die Schwere und Unverträglichkeit der Samen zu mildern. Dann sind die Hülsenfrüchte eine gute Ergänzung gerade in der vegetarischen und veganen Ernährung.

Die Gemüse

Wenn man zu den wechselnden Jahreszeiten über einen Wochenmarkt geht, erlebt man die Fülle der Gemüsearten. In vielen Farben von erdbraun bis rot, gelb, grün, violett und weiß leuchten die verschiedenen Früchte. Wie kann man diese Fülle ordnen?

Es gibt drei Einteilungen: 1) Dreigliederung der Pflanze 2) Wirksamkeit der Kräfte in dem Gemüse 3) Zugehörigkeit zur Pflanzenfamilie

1) Die *Dreigliederung* der Pflanze (s. S. 12) bietet dazu einen Ansatz. Die Gemüse können Wurzel, Blatt, Stängel, Blüte oder Frucht zugeordnet werden. Diese botanische Einteilung fällt mit einigen Ausnahmen leicht. Allerdings ergeben sich für manche Städter, die nie Berührung

mit Garten oder Landwirtschaft hatten, doch Probleme. Wer weiß schon, wie eine Rosenkohlpflanze aussieht? Schwierig ist es bei der Kartoffel. Sie wächst wie eine Wurzel in die Erde; botanisch ist sie eine Sprossknolle, ein in der Erde verdichteter Spross. Brokkoli ist keine Blattmetamorphose, sondern ein Blütenstand; mitverzehrt wird allerdings der Blütenstiel, ein Spross.

Botanische Zuordnung der Gemüse zu den Pflanzenorganen

Wurzel	Blatt	Stängel	Blüte	Frucht
Knollensellerie Möhren Pastinake Petersilienwurzel Radieschen Rettich rote Bete Schwarzwurzel Steckrübe Süßkartoffel weiße Rübe	Bleichsellerie Brunnenkresse Chicorée, Endivie Feldsalat Kohl (Blumen-, Grün-, Weiß-, China-, Rot-, Wirsing-, Rosen-), Mangold Radicchio Salate (Batavia, Eis-, Kopf-, Lollo, Romana) Spinat	Bambussprossen Fenchel Kartoffel Knoblauch Kohlrabi Mangoldstiele Porree Rhabarber Rübstiele Spargel Zwiebel	Artischocke Brokkoli	Aubergine gr. Bohnen gr. Erbsen Gurke Kürbis Okra Paprika Peperoni Tomate Zucchini

2) Von größerer Bedeutung ist nun aber der Zusammenhang gemäß *Wirksamkeit*. So ist die Möhre botanisch eine Wurzel. Wurzelgemüse dienen hauptsächlich dem Nerven-Sinnes-System zur Ernährung, sind oftmals schwerer verdaulich wie beispielsweise Sellerie. Die Möhre als Wurzel gilt aber als Gemüse für Säuglinge. Auch ihre Farbe lässt eher an Blüte oder Frucht denken als an Wurzel. Der süße Geschmack deutet ebenfalls auf Blüte und Frucht. So wird das Wurzelhafte der Möhre ergänzt durch Blütenhaftes. Daher enthält sie Eigenschaften beider Bereiche. Gleiches kann man bei vielen Gemüsearten feststellen, denn kaum eine Frucht verkörpert den reinen Typus einer Wurzel-, Blatt- oder Blütenpflanze. Wenn man das Wachstum und die Entwicklung der Pflanze verfolgt, fällt die Bestimmung leicht. Dazu helfen verschiedene Phänomene wie Form, Farbe, Geschmack, Aroma, Wasser- und Vitamingehalt, welche die Kräftewirksamkeit im Stoff ausdrücken.

Als Beispiel seien die Gurken (Curcumis sativus) betrachtet. Sie sind wärmeliebend, benötigen viel Wasser zum Wachsen und bevorzugen nährstoffreiche Böden. Sie bilden reichlich Blattwerk, haben aber keine Aufrichtekraft, sondern bleiben in der Horizontalen, wenn sie nicht hochranken können. Wir essen die Früchte, die eine grüne Blattfarbe aufweisen. Diese Früchte haben wenig Aroma, aber einen hohen Wassergehalt (97 %). Nährstoffe enthält die Gurke kaum, dafür aber u. a. Vitamin C und Mineralstoffe wie Kalium. Wenig vorhanden sind die in der Wurzel dominierenden Stoffe Calcium und Natrium, es fehlt ein für viele Früchte typischer süßer, aromatischer oder öliger Geschmack. Die Form der Gurke zeigt kaum Gestaltung; es handelt sich um eine einfache Walze, was auf fehlenden Lichteinfluss deutet. Die starke vegetative Kraft, verbunden mit dem Wasserreichtum und der grünen Farbe, zeigt die Beziehung zum Blattbereich. Die Gurke ist botanisch eine Frucht, wärmeliebend, sie benötigt Sonnenreife, aber ebenfalls wirkt das Blatthafte. So ist die Zuordnung zum Frucht/Blatt-Bereich zu erklären. Daher kann man bei Verzehr auch Wirkungen auf das Stoffwechsel-Gliedmaßen- und rhythmische System erwarten; bekannt ist ja auch der entwässernde Effekt der Gurke, der den Flüssigkeitshaushalt reguliert und das Herz entlastet.

Das Wirken der Elemente am Beispiel der Gurke:

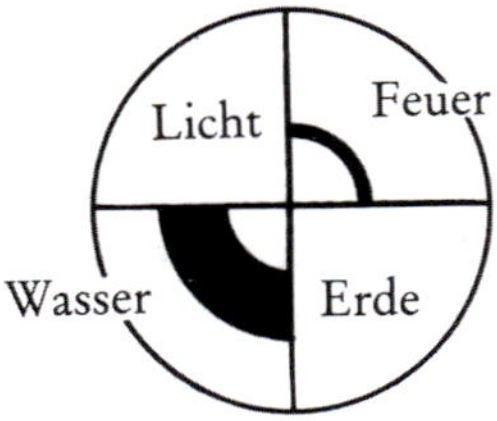

Name:	**Gurke** (Cucumis sativus)
Familie:	Curcubitaceae
Erntezeitpunkt:	Juni bis November
Farbe:	grün
Form:	längliche Walze
Gestaltung:	wenig ausgeprägt
Wassergehalt:	97 %
Pflanzenteil:	Frucht (Beere)
Geschmack:	erfrischend, saftig
Geruch:	frisch
Nährkraft:	gering, Vitamin C, Kalium
Schwerpunkt:	Blatt und Frucht

Phänomene des Kräftewirkens

Phänomen	Ausprägung			
Element	Erde	Wasser	Licht/Luft	Wärme
Pflanzenteil	Wurzel	Blatt	Blüte	Frucht/Samen
Form	grob	grob, ungestaltet	fein, z.B. Fiederung	wenig gestaltet
Nährkraft	gering	gering	gering	groß
Wachstumszeit	Herbst/ Winter	Frühjahr/ Sommer	Sommer	Sommer/ Herbst
Anbaubedingungen	schwere Böden, Längenwachstum	hoher Wasserbedarf	Trockenheit, Windbestäubung, hohle Stängel	Sonnenwärme, Spitzenwachstum
Minerale	Na, Ca, P	Mg, Fe, Cu, S, K	SiO2 (Kiesel)	S, Edelmetalle
Vitamine	Vit. D	B-Vitamine	Vit. C	Vit. A, E
Geschmack	salzig	sauer	bitter, scharf	süß
Geruch	erdig, muffig	frisch	aromatisch	aromatisch
Kohlenhydrat	Zellulose	Stärke		Zucker, Fruchtsäuren
Weitere Inhaltsstoffe		Gelierstoffe, Säuren, Wasser, Eiweiß	Ätherische Öle	Fette, Öle
Besondere Eigenheiten	Dauerhaftigkeit	Fortpflanzung, Wachstum, wenig Jod	Gestaltungskraft	Nährkraft

Führt man solche Betrachtung für verschiedene Gemüse durch, so kommt man zu einer Gesamtzuordnung der Wirkungsbereiche und der zugrunde liegenden Ätherkräfte und Elemente. So kann man eine lebendige Beziehung zu den Gemüsepflanzen entwickeln, die über die Kenntnis von Inhaltsstoffen hinausgeht, diese aber mitberücksichtigt.

3) Weiterhin ist es möglich, die Gemüse gemäß ihren *Pflanzenfamilien* zu betrachten und deren Typus näher zu beleuchten. Es gibt eine Vielzahl von Familien, zu denen die einzelnen Gemüse gehören. Verglichen mit den gesamten Pflanzen und Pflanzenfamilien sind es jedoch wenige, die der menschlichen Ernährung dienen. Im folgenden werden einzelne Gemüsefamilien genauer betrachtet.

Familie	**zugehörige Gemüse**
Baldriangewächse	Feldsalat
Doldenblütler	Möhren, Pastinaken, Sellerie (Knollen-, Bleich-), Fenchel, Wurzelpetersilie
Fuchsschwanzgewächse	Rüben (Zucker-, Runkel-, Rote Bete), Spinat, Melde, Mangold, Erdbeerspinat
Gräser	Bambussprossen, Maiskolben
Hülsenfrüchte	grüne Erbse, grüne Bohne (Strauch-, Stangen)
Kürbisgewächse	Gurke, Kürbis, Melone, Zucchini, Kiwano
Knöterichgewächse	Rhabarber, Sauerampfer
Korbblütler	Topinambur, Artischocke, Chicorée, Radicchio, Endivie (Escariol, Zuckerhut), Salate (Batavia, Eis-, Kopf-, Lollo, Romana), Schwarzwurzel, Löwenzahn
Kreuzblütler	Rübstiel, Rettich, Kohl (Weiß-, Rot-, Wirsing-, Blumen-, Grün-, Rosen-, China-), Broccoli, Kohlrabi, Romanesco, Mairübe, Steckrübe, Radieschen, Kresse, Meerkohl, Rucola
Malvengewächse	Okra
Nachtschattengewächse	Aubergine, Kartoffel, Paprika, Peperoni, Tomate, Tomatillo
Spargelgewächse	Spargel
Windengewächse	Süßkartoffel (Batate)
Zwiebelgewächse	Lauch (Porree), Schalotte, Zwiebel, Schnittlauch

Nachtschattengewächse

Diese Pflanzenfamilie mit dem merkwürdig klingenden Namen umfasst zwar nicht viele Nahrungspflanzen, aber die wenigen nehmen einen großen Anteil unseres Speiseplans ein. Zu manchen Jahreszeiten gehören fast alle Gemüse auf unserem Tisch dazu wie: Kartoffel, Tomate, Paprika und Aubergine sowie die Gewürze Chilischoten (Cayennepfeffer), Bockshorn- und Schabzigerklee. Immer häufiger findet man auch süße Früchte dieser Familie wie die Physalis, die unserer Lampionblume im Aussehen ähnelt oder Goji, die Wolfsbeere.

Andere Vertreter dieser Pflanzenfamilie sind wegen ihrer Giftigkeit und aus der Heilkunde bekannt: Tollkirsche, Bilsenkraut, Tabak und Stechapfel. Einige wurden früher auch zur Erzeugung von Trancezuständen und visionären Erlebnissen verwendet.

Die Bedeutung des Namens «Nachtschatten» ist nicht ganz geklärt. Er kommt vom germanischen «Naskado», und soll unter anderem auf die dunkle Blütenfarbe des echten Nachtschattens oder die Giftwirkung «schwarzer Schatten» hindeuten. W. Pelikan[25] meint, dass er auf schädliche nächtliche Elementarwesen anspielt: Skadi war eine Tochter des Winterriesen Thiarsi. Der Name stammt aus dem Germanischen und bezog sich auf die giftigen Nachtschattenpflanzen wie Tollkirsche, deren Verzehr tatsächlich zum Sehen «psychodelischer Schattenwesen» führen konnte.

Die Herkunft der essbaren Nachtschattengemüse liegt in Südamerika. Während die Kartoffel aus den Andenländern stammt, wachsen die anderen Pflanzen in tropischen Breiten, die Tomate auch in Mittelamerika. Erst zu Beginn der Neuzeit, im 16. Jh. wurden sie von spanischen Eroberern nach Europa gebracht. Die Kartoffel fand erste Verbreitung in Südeuropa, die Tomate im 19. Jh.; Paprika zuerst im ungarischen Gebiet. Die Aubergine stammt nicht aus Amerika, sondern aus dem indischen Raum. Sie gewinnt in den letzten Jahren an Bedeutung. Kartoffeln und Tomaten zählen zu den weltweit verzehrten Gemüsearten.

25 Pelikan, Wilhelm: wie Anm. 22, S. 148-160

Wie ist das Phänomen zu erklären, dass eine Gruppe von Pflanzen sich in den letzten drei Jahrhunderten so in den Vordergrund der menschlichen Ernährung schiebt und bisher gebräuchliche Nahrungsmittel sogar verdrängt?

Die Kartoffel wurde im 18. Jh. in verstärktem Maße in Mittel- und Westeuropa eingeführt und ersetzte Buchweizen, Roggen, Hafer und Gerste, die geringere Erträge hatten. In einigen Ländern wie England, Irland und Norddeutschland, die den Feuchtigkeitsbedarf der Kartoffel gut decken konnten, setzte sie sich vollständig durch und ernährte die Bevölkerung durch ihre höheren Erträge in besserem Maße als die früher üblichen Getreide. Trockenere und wärmere Länder wie beispielsweise Italien nutzten die Kartoffel mehr als Beilage. Dort blieben die Getreide Grundnahrungsmittel.

Einen Einbruch erlebte die Landwirtschaft, als durch massives Auftreten der Krautfäule (Phytophtora) große Missernten auftraten, wodurch in Irland 1845 bis 1847 zwei Millionen Menschen verhungerten und ein Exodus nach Amerika einsetzte. Diese Krankheit zerstörte die Pflanze innerhalb von Stunden und ließ die Farmer befürchten, nie wieder Kartoffeln anbauen zu können. In dieser Zeit experimentierte man mit anderen Pflanzen wie der chinesischen Yamswurzel (D. batatas) oder der Süßkartoffel. Nachdem man jedoch Kartoffelsorten fand, die einigermaßen resistent gegenüber der Krautfäule waren, stieg der Kartoffelverbrauch wieder stark an. Später richteten Kartoffelkäfer und verschiedene Viruskrankheiten Schäden an. Seitdem findet ein langsamer Rückgang beim Kartoffelverzehr in Europa statt.

Durch die moderne Treibhaus- und Folienkultur bauen auch die biologischen Gärtner immer mehr Nachtschattengemüse zu allen Jahreszeiten an. Dieses Wachstum außerhalb der Saison bringt Probleme mit Schädlingen und beeinträchtigt die Lagerfähigkeit. Untersuchungen der letzten Jahre zeigen bei konventionell angebautem Paprika hohe Rückstände an Bioziden. Hier wären die Verbraucher gefordert, Tomaten und Paprika saisonal zu verwenden. Aber offenbar erfüllen die knackigen, vitalen Gemüsefrüchte ein spezielles Bedürfnis in unserem stressreichen Alltag.

Botanische Grundlagen

Die Familie der Nachtschattengewächse weist drei Besonderheiten auf: 1. Die Alkaloidbildung, 2. eine große Vitalität und 3. eine Licht- und Wärmebeziehung bei einigen Gemüsefrüchten der Familie.

Die aus Europa stammenden Nachtschattengewächse sind nicht essbar und teilweise sehr giftig durch ihren Gehalt an Alkaloiden (Tollkirsche, schwarzer Nachtschatten). Dies führte bei unseren Vorfahren zu einer großen Vorsicht gegenüber dieser Pflanzenfamilie. Alkaloide sind stickstoffhaltige Salze. Ihre Aufgabe für die Lebensprozesse der Pflanzen sind wenig geklärt. So schützt das Solanin durch seine Giftigkeit die Pflanze teilweise vor Pilzbefall. Den Kartoffelkäfer hält es jedoch nicht ab, er vertilgt die Blätter der Kartoffel ohne Schaden. Das Alkaloid kann als nicht zu Ende produziertes Eiweiß gesehen werden. Eiweiß- und Stickstoffsubstanzen haben eine Beziehung zum tierischen Körper und dem Bewusstsein (s. S. 69, Hülsenfrüchte). Deutlich wird dies bei den giftigen Nachtschatten, die als Droge auf die Nerven und das Bewusstsein wirken.

Bei den *essbaren* Gemüsen sind die Alkaloide wie Solanin zugunsten des vegetativen Wachstums zurückgedrängt. Der Solaningehalt ist gering. Lediglich unreife grüne Tomaten oder der grüne Stielansatz der Tomate enthalten davon. Daher sollte man ihn entfernen und reife Tomaten verzehren. In der Kartoffelknolle findet sich in den Augen, Keimen und grünen Stellen Solanin. Auberginen isst man wegen des höheren Solaningehalts nicht roh.

Die Nachtschattengewächse gedeihen gut auf nährstoff- und wasserreichen Böden und sogar auf kultivierten Mooren. Sie benötigen viel Feuchtigkeit, was ihre Beziehung zum lebendig-vitalen Element betont, sonst sind sie relativ anspruchslos. Tomate, Paprika und Aubergine verlangen allerdings Wärme, da sie aus dem subtropischen Raum stammen. Ihre Wachstumskräfte sind stark. Bei der Tomate ist diese vitale Kraft so groß, dass die Blätter weiter wachsen, obwohl die Pflanze blüht und fruchtet. Andere Pflanzenfamilien stoppen die Blattbildung, um genügend Kraft für Blüte und Frucht zu haben. Dies hat die Tomate mit ihrer Vitalität nicht nötig. Die Tomate ist zudem selbstverträglich, d.h. man kann sie auch in Folgejahren auf demselben Platz wieder anbauen, was bei anderen Pflanzen oft zu vermehrtem Schädlingsbefall führt. Die Fruchtbildung der Nachtschattengewächse ist ebenfalls üppig: Saftige Früchte, vital und reich an lebenskräftigenden Vitaminen und ß-Carotin. Die Frucht ist prall und variationsreich. Tomaten, Paprika und Peperoni haben eine intensiv rote Farbe, die auf verinnerlichte Licht- und Wärmekräfte weist. Diese natürlichen roten Farbstoffe gehören zu den Carotinoiden. Bei Tomate und Paprika ist dies hauptsächlich Lykopin, das als Antioxidationsmittel die Zellen vital erhält und vor Alterung schützen kann.

Von vielen Ernährungswissenschaftlern werden die Nachtschattengemüse wegen ihrer Inhaltsstoffe empfohlen. Die Waerland-Ernährung preist sogar das basenreiche Kartoffelwasser als besonders gesundheitsfördernd gegen säurebetonte Ernährung. Tatsächlich unterscheiden sich die Werte der Gemüse nicht sonderlich von der Zucchini, die als Vergleich in der Tabelle aufgeführt ist. Lediglich Paprika weist einen hohen Vitamin C Gehalt auf. Höher ist der Carotinoidgehalt von Paprika und Tomate. Er wird sonst nur von Kohlarten wie Brokkoli oder Grünkohl, Spinat und einigen Salaten erreicht.

Inhaltsstoffe der Nachtschattengemüse(in 100 g

		Aubergine	Kartoffel	Paprika		Tomate	Zucchini
Energie	kcal	17	68	19		17	19
Eiweiß	g	1,2	2,0	1,1		1,0	1,6
Kohlenhydrate	g	2,5	14,8	2,9		2,6	2,2
Magnesium	mg	11	20	12		14	18
Eisen	mg	0,4	0,4	0,4		0,3	1,5
Vitamin E	mg	0,03	0,05	2,5		0,8	0,5
Vitamin C	mg	5	17	120		25	16
				grüne	rote		
Carotinoide	µg	43	450	700	30370	12690	1550

Quelle: Die große GU Nährwert Kalorien Tabelle. München 2020/21

Von den Alkaloiden wird heute weniger gesprochen. Dies liegt auch daran, dass früher die Menschen aus Not gekeimte oder grüne Kartoffeln essen mussten und insgesamt täglich mehr Kartoffeln. Zudem werden Tomaten überwiegend ausgereift angeboten. Allerdings sollte dies nicht darüber hinweg täuschen, dass man geringe Mengen der Alkaloide immer aufnimmt. Sie können zunächst anregend auf das Nerven-Sinnes-System, auf die Dauer eher schwächend wirken.

Kartoffel

Der Name stammt aus dem italienischen Sprachraum «tartuffoli» und soll auf die Ähnlichkeit mit den Trüffelpilzen hindeuten. «Erdapfel» zeigt die Bedeutung der Kartoffel, die in Form und Verzehrsmenge dem Apfel vergleichbar ist. Der englische Ausdruck «potatoes» zielt dagegen auf die Verwandtschaft mit den Bataten oder Süßkartoffeln.

Essbar sind die Knollen: Es handelt sich hierbei nicht um Wurzeln, sondern um sogenannte Sprossknollen, verdickte Sprossteile, die in die Erde hineinwachsen. Bleiben Knollen über der Erde, werden sie vom Licht erfasst, ergrünen sie und konzentrieren gleichzeitig das Gift Solanin. Daher müssen diese Stellen wie auch etwaige Keime entfernt werden. Obwohl die Knollen zum Sprossteil gehören, zeigen sie wurzelhafte Eigenschaften. So ist die Kartoffel ähnlich wie Wurzelgemüse lange lagerfähig und hat eine feste Außenschale. Auf der anderen Seite keimt sie wie ein Spross und hat einen hohen Vitamin C-Gehalt.

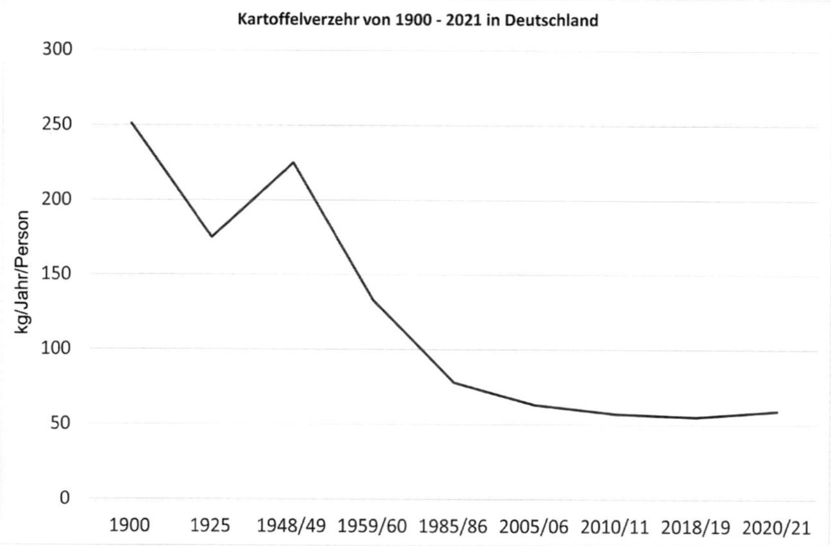

Quelle: www.statista.com

Während Wurzelgemüse beim Menschen das Nerven-Sinnes-System ernährt und Blatt-Sprossgemüse das rhythmische System, steht die Kartoffel dazwischen. Da sie stark zum Wurzelhaften tendiert, wirkt sie auf das Nerven-Sinnes-System, führt aber leicht zu Müdigkeit. Rudolf Steiner sprach davon, dass die Kartoffel nur teilweise und einseitig auf das Gehirn wirkt.[26] Genauere Untersuchungen dieser empirischen Tatsachen stehen leider noch aus. Diese ernährende, aber auch lähmende Wirkung der Kartoffel ist heute, wo ein umfassendes, lebendiges Denken zur Bewältigung der Probleme von Klima, Umwelt und anderem nötig ist, nicht mehr angebracht. Daher ist ein Rückgang des Kartoffelverzehrs anzustreben und mehr Getreide zu verwenden. Dies geschieht in Europa bereits (s. Grafik). In einigen asiatischen Ländern steigt auch der Verbrauch an. China ist zur Zeit der größte Kartoffelproduzent der Welt.

Heute werden Kartoffeln immer mehr «veredelt» angeboten und verzehrt. Wie kaum eine andere Frucht eignet sich die Kartoffel dazu, vielseitig verarbeitet zu werden: Klöße, Pommes frites, Kroketten, Puffer, Püree, Chips, dazu alkoholische Zubereitungen. Diese Erzeugnisse verdrängen die Kartoffel in ihrer gekochten Form.

Bei den Kartoffeln kann man verschiedene Sorten nach ihrem Erntezeitpunkt (früh, mittel, spät), nach ihren Kocheigenschaften wie fest kochend oder mehlig und nach ihren Lagerbedingungen unterscheiden. Kartoffeln werden in kühlen, dunklen Kellern aufbewahrt. Im Gegensatz zu Wurzelgemüsen werden sie aber nicht mit Erde, Sand oder Laub bedeckt, denn sie benötigen als Sprossteil die Luft.

Tomate

Der mexikanische Name «Tumatle» veränderte sich im Laufe der Zeit zu Tomate. Die Bezeichnung «Liebesapfel» taucht selten auf. Heute wird die Tomate weltweit gegessen. Von 109 kg pro Kopf verzehrtem Gemüse in Deutschland im Jahr 2021 lagen Tomaten mit über 33 kg an erster Stelle. Davon verarbeitet man mehr als die Hälfte zu Ketchup, Tomatenmark, in Dosen etc., der Rest wird roh verzehrt.

---

26 Steiner, R.: Die Wirkung von Eiweiß, Fetten, Kohlehydrate und Salzen. Vortrag 22.9.1923 in: Rhythmen im Kosmos und im Menschenleben GA 350. Rudolf Steiner Verlag Dornach 1991, S. 296

Ihre rote Farbe ist beliebt. Tomaten finden sich in fast jedem Salat wieder. War früher die Verwendung auf die Reifezeit in Deutschland von August bis Oktober beschränkt, heute erhält man aus Importen oder dem Treibhaus immer Tomaten. Diese Früchte tragen die vegetative Komponente in sich, nicht aber die Wärme- und Lichtqualitäten, welche die Sonne vermittelt. Der Verbraucher spürt diesen Qualitätsverfall am fehlenden Aroma und fadem Geschmack.

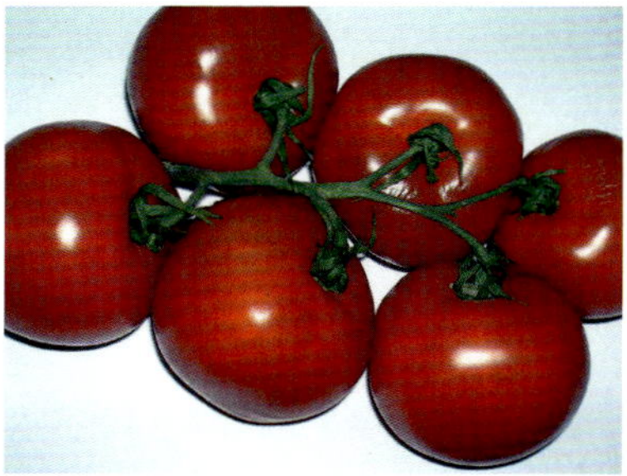

In den letzten Jahren wurde der rote Farbstoff der Tomate, das Lykopin intensiv untersucht. Er zählt zu den Carotinoiden und hat gesundheitsförderliche Eigenschaften. Lykopin sollte eine krebsvorbeugende Wirkung haben, was nicht bestätigt werden konnte. In der anthroposophischen Diätetik wird die Tomate dagegen bei Krebserkrankungen nicht empfohlen.

Von den Tomaten gibt es neben den kleinen die größeren Fleischtomaten, die oft als Gemüse gedünstet werden. Tomaten sollen immer allein gelagert werden, da sie das Gas Äthylen ausscheiden, das beispielsweise Gurken vergilben lässt. Tomaten werden als Mark, milchgesäuert mit anderen Gemüsen, oder als Saft haltbar gemacht. Ketchup ist eine Zubereitung aus Mark, mit Salz, Essig, Gewürzen und Zucker.

Paprika

Paprika ist die farblich vielseitigste Frucht: Sie kommt gelb, grün, orange und rot vor. Dabei variiert auch die Form von der länglichen-schmalen Peperoni bis zur dickbauchigen Frucht. Ebenfalls unterschiedlich ist die Schärfe, die durch den Stoff Capsaicin bedingt ist. Er ist vor allem in den Kernen und Scheidewänden abgelagert. Paprika wird als einjähriges Kraut angebaut, es gibt jedoch inzwischen auch mehrjährige Züchtungen. Während die Kartoffel zum Wurzelhaft-Wässrigen und die Tomate zum Fruchtig-Wässrigen tendiert, prägt sich beim Paprika die Licht- und Wärmebeziehung neben dem Grundtrend der Nachtschattengewächse zum Wässrigen aus. Phänomene dafür sind Farben-

und Formenvielfalt, Ölgehalt, Würzstoffe, Gehalt an Vitamin A und C. Diese Beziehung verstärkt sich vom Gemüse zum Gewürzpaprika hin. Gewürzpaprika wird teilweise auch als Peperoni bezeichnet.

Aubergine

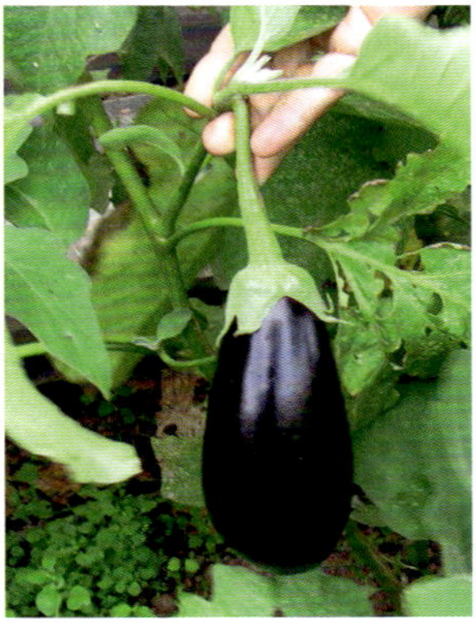

Die Aubergine oder Eierfrucht stammt aus Hinterindien. Sie liebt warmes Klima und wächst bei uns überwiegend im Treibhaus. Die Aubergine enthält bis zu 92 % Wasser. Ihr Fruchtfleisch ist mit Samen durchsetzt, sie schmeckt etwas trocken. Ihr Aroma ist schwach ausgeprägt und tritt erst nach dem Garen hervor. Dies weist darauf hin, dass die Aubergine im stärkereichen Bereich beheimatet ist und wenig Beziehung zum Licht- und Wärmehaften besitzt. Beachtenswert ist ihr Gehalt an Anthocyanen, den dunkelblauen Farbstoffen in der Schale. Es gibt auch weiße und gestreifte Auberginen.

Kürbisgewächse

Zu dieser Familie gehören die Gurken (Garten-, Schlangengurken), der Kürbis (Garten-, Hokkaido), die Zucchini oder Zucchetti sowie die Melonen. Sie sind alle wärmeliebend, bevorzugen nährstoffreiche Erde, wachsen teilweise direkt auf dem Kompost (Kürbis) und brauchen viel Wasser. Sieht man sich die kompakten Früchte dieser Familie an, so ist das jedoch nicht verwunderlich. Was für große, wuchtige Exemplare wachsen da heran! Kaum eine andere Familie bringt solche Massen hervor. Allerdings sind diese Gemüse sehr wasserhaltig. Sie schmecken erfrischend und eignen sich gut zum Kombinieren z.B. mit Tomaten.

Die Kürbisgewächse haben viel Blattwerk, was auf starke Vegetationskräfte hinweist, ihnen fehlt aber die Aufrichte- und Formkraft. Sie ranken auf dem Boden entlang, ihre Blätter und Früchte sind wenig oder einfach gestaltet wie eine Walze oder Kugel. Sie haben wegen ihrer Blattverwandtschaft eine Beziehung zum rhythmischen Bereich des Menschen. Auf den Flüssigkeitshaushalt wirken sie regulierend und entwässernd (Gurken, Kürbiskerne). Dazu sind sie gut verträglich, teilweise erst gegart (Kürbis). Die Wirkung auf das Nerven-Sinnes-System ist wegen fehlender Formkraft schwächer.

Zucchini

Sie gehören zu den Flaschenkürbissen. Es gibt grüne und gelbe wie auch gesprenkelte Sorten. Man unterscheidet sie von Gurken an ihrem sechskantigen Stiel und der Musterung. Oft erntet man sie unreif, damit die Schale nicht zu hart wird. Ihr Aroma entfaltet sich beim Garen. Ältere Zucchini verhärten und sind leicht strohig trotz hohen Wassergehalts. Zucchini enthalten Bitterstoffe unter der Schale.

Gurke

Man unterscheidet die festere Gartengurke, die vorwiegend gegart oder eingelagert wird, und die feinere, dünnschalige Schlangengurke, die in Salaten Verwendung findet. Beide Varianten werden vielfach unreif geerntet, um sie nicht hartschalig werden zu lassen. Schlangengurken sind sehr von der Zucht beeinflusst; ihnen fehlt der den Kürbisgewächsen eigene Bitterstoff, sie haben nicht einmal mehr Samen und werden fast ausschließlich im Treibhaus angebaut. Dagegen weist die Gartengurke noch diese familientypischen Eigenschaften auf. Die *asiatische Bittergurke* gilt als besonders gesundheitsförderlich und wird gegen Diabetes eingesetzt.

Kürbis

Der Kürbis ist eine variationsreiche Frucht. Er kommt in vielerlei Formen und Farben als Gurke, Kugel oder Flasche vor. Tropische Arten erreichen bis zu 25 kg schwere Früchte. Am beliebtesten ist der aus Japan stammende Hokkaido, der fester im Fruchtfleisch ist und einen höheren Nährwertgehalt aufweist. Kürbisse entfalten durch Dünsten als Kompott, Gemüse und Suppe oder durch Einlegen ihr Aroma. Von besonderer Bedeutung sind die Samen des *Ölkürbis*, die entwässernd wirken.

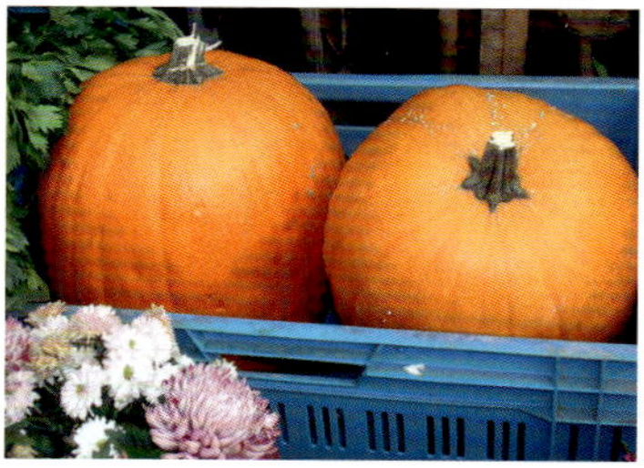

Knöterichgewächse

Hierzu zählen Buchweizen (s. S. 60), Rhabarber und Sauerampfer. Während die Samen des Buchweizens wie Getreide verwendet werden, isst man vom Rhabarber die Stängel und vom Sauerampfer die zarten ersten Blätter. Die Knöterichgewächse wachsen anspruchslos und kommen auch mit kärglichen Bedingungen zurecht. Ihren Namen haben sie von der knotigen Gliederung ihrer Stängel. Die Einzelblüten sind bei allen unscheinbar, können sich aber zu ansehnlichen Blütenständen zusammenschließen. Das Besondere ist der Gehalt an verschiedenen sekundären Pflanzenstoffen wie Farbstoffen (Anthrachinone), Gerb- und Oxalsäure (Rhabarber, Sauerampfer).

Rhabarber

Der Rhabarber ist eine dickfleischige Pflanze. Die geschälten Blattstiele finden gekocht als Kompott Verwendung. Rhabarber ist seit 4000 v. Chr. in China bekannt, allerdings nur die abführende Wirkung seiner Wurzeln. Erst im 18. Jh. wurden Rhabarberstiele in England gegessen. Der hohe Oxalsäuregehalt des Rhabarbers macht den sauren Geschmack aus. Daher wird er meist stark gesüßt, möglichst mit natürlichen Süßungsmitteln wie Trockenobst, Honig, Dicksäften oder süßem Obst. Ebenfalls kann die Zugabe von Milch oder Milchprodukten die Oxalsäure binden und so den Geschmack mildern. Rhabarber sollte nur bis Johanni (24.6.) geerntet werden, weil Anthrachinone und Oxalsäure zunehmen und die Pflanze eine Regeneration benötigt. Oxalsäure regt vitale Prozesse im Menschen an und ist nach der vitalstoffarmen Kost des Winters zu empfehlen. Im Sommer jedoch, wenn die Natur den höchsten Stand ihrer Entfaltung erreicht hat und beginnt, sich in der Samenbildung zu konzentrieren, sollte auch der Mensch anfangen, sich auf sein Inneres zu besinnen und nicht weiter seine Vitalität anfachen.

Sauerampfer

Vom Sauerampfer werden junge Blätter besonders im Frühjahr zu Suppen und Salaten verwendet. Ältere Exemplare schmecken intensiv sauer und bitter. Sauerampfer ist reich an Vitamin C und A, Magnesium und Eisen. Er kann im Frühjahr den Ablagerungen des Winters entgegen wirken.

Zwiebelgewächse

Diese Pflanzenfamilie ist vielen Menschen durch Zwiebeln, Knoblauch, Porree und Schnittlauch bekannt. Früher zählte man sie zu den Liliengewächsen. Es sind einkeimblättrige Gemüsepflanzen. Sie weisen eine vergleichsweise einfache Struktur auf. In der Erde befindet sich eine Zwiebel oder Knolle, aus der ein dicker, hohler Stängel emporwächst. Die Blätter sind linear gestaltet. Das Wurzelwerk ist wenig ausgeprägt, die Blüten unkompliziert, aber teilweise sehr schön in Form und Farbe. Es kommen sechs Blütenblätter vor. Zwiebelgewächse lieben das Wässrige. Sie enthalten viele Schleimstoffe, was man merkt, wenn man einen Stiel abschneidet. Die ganze Pflanze von der Zwiebel bis zur Blüte ist von Schwefelverbindungen durchsetzt. Der Schwefel vermittelt die Wärme- und Lichtaufnahme aus der Umwelt, ist er doch ein Element des Feuers. Die Zwiebelgewächse setzen sich aber kaum mit der Erde auseinander, es fehlt die mineralische Komponente. So geben sie wenig Anregung für das Nervensystem und das Denken. Es wirken zwei Elemente in dieser Familie: das Wässrige, das dicke, gestaute Organe wie die Zwiebeln hervorbringt, und das Schweflige, das die Blütenbildung und den teils scharfen Geschmack beeinflusst. Die Gemüse dieser Familie wirken entwässernd und verdauungsfördernd, was sich bei zu starkem Verzehr etwa von rohen Zwiebeln in Blähungen äußern kann.[27] Besonders hilfreich sind die Zwiebelgewächse bei fetten und eiweißreichen Speisen, weniger bei Vollkorngerichten.

Zwiebel

Unsere Küchenzwiebel ist eine viel gebrauchte Würz- und Gemüsepflanze. Sie wird zu Gemüse und Salaten, in Aufläufen, Pizzen und als Gemüsekuchen verwendet. Die Schwefelwirkung herrscht auch bei der Zwiebel vor, allerdings nicht so kräftig wie beim Knoblauch. Dafür kommen diverse Zucker- und Schleimstoffe vor, die eine Wirkung auf den Flüssigkeitsstoffwechsel des Menschen ausüben. Zwiebelkuren kräftigen die Gefäße (Krampf-

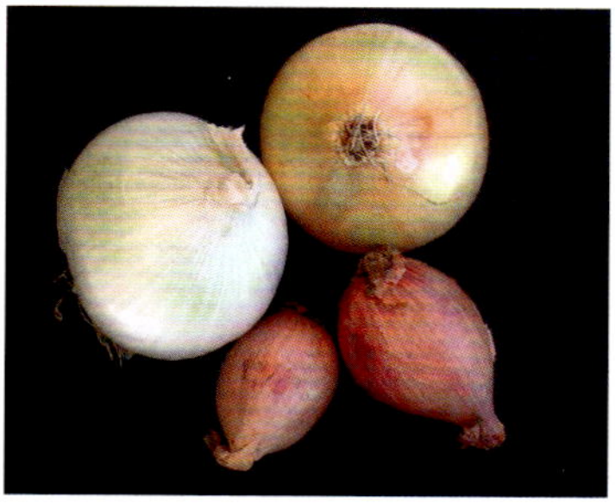

27 Pelikan, Wilhelm: wie Anm. 22, S. 343

adern), stärken das Herz, fördern den Gallenfluss und entwässern. Somit stellt die Zwiebel nicht nur ein Nahrungsmittel, sondern auch ein Heilmittel dar, das in richtiger Menge verzehrt werden sollte. Neben der scharfen Küchenzwiebel gibt es die milderen Gemüsezwiebeln, ferner die kleinen Schalotten, weiße und rote Zwiebeln, die sich in der Schärfe unterscheiden. Im Frühjahr werden auch die Blätter als Zwiebellauch verzehrt.

Porree

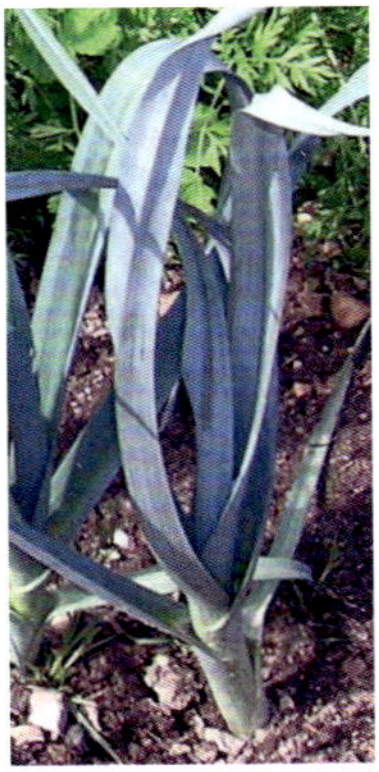

Dem Porree oder Lauch fehlt die typische Zwiebel, er weist nur schwache Verdickungen auf. Porree ist winterfest. Oft sieht man noch im Schnee Porreestauden stehen, die auch bei Frost geerntet werden können. So ist Porree erdverbundener, was sich unter anderem am höheren Mineralstoffgehalt ablesen lässt. Er wird gekocht als Gemüse verzehrt.

Spargelgewächse

Spargel gehört zu einer eigenen Familie, den Spargelgewächsen. Von der Pflanze erntet man meist nur den schuppigen Spross, der noch nicht das Licht erblickt hat. Wer hat ein ausgetriebenes Spargelfeld mit seinen bis zu 1,80 m hohen Stängeln gesehen? Spargel wurde von den alten Griechen kultiviert und besitzt wegen seines arbeitsintensiven Anbaus und feinen Geschmacks große Wertschätzung. Spargel bildet unterirdische Sprosse, sogenannte Rhizome, aus denen die Laubsprossen im Frühsommer hervorbrechen. Damit sie nicht ergrünen, werden Erdwälle gehäufelt und die Spargelstangen im Dunkeln abgestochen.

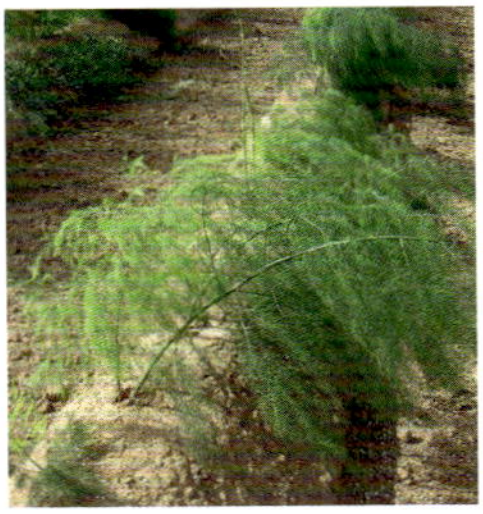

Spargel ist relativ reich an Eiweiß und Vitamin C sowie an Kieselsäure. Die Spargelpflanze mit ihren fein gegliederten Spross-Blättern zeigt die Beziehung zum Luftigen. So wirkt Spargel auch auf Niere und Blase des Menschen. Er verbessert die Harnausscheidung und kann die Ausschwemmung von Nierensteinen begünstigen. Neben dem weißen wird auch grüner Spargel verzehrt, der bereits aus der Erde gewachsen ist.

Fuchsschwanzgewächse

Zu dieser Familie (früher Gänsefußgewächse) gehören die Rüben wie Rote Bete, Zucker- und Runkelrüben und die Blattgewächse Spinat, Mangold, Melde und die als Körnerfrucht genutzte Quinoa (s. S. 61). Alle Pflanzen dieser Familie lieben das Mineralisch-Salzartige und sind mineralstoffreich. Bei einem Überangebot an Stickstoffdüngung lagert sich vermehrt Nitrat in der Pflanze ab. Bei ökologischem Anbau sind die Werte besser, können aber bei wenig Licht (z.B. Treibhaus im Spätherbst) auch höher sein. Die Beziehung zum Mineralischen geht mit einer schwachen Blütenbildung einher.

Rüben

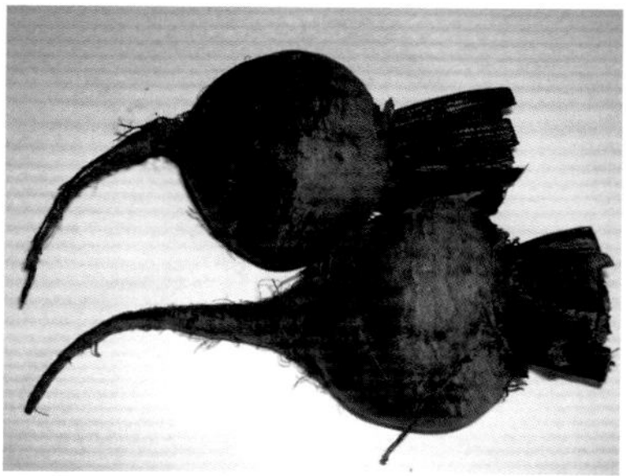

Die Wurzeln reichern neben den Mineralen auch Zucker an; Blütenhaftes wird in die Wurzel hineinverlagert, wie es die Farbe der Roten Bete zeigt. Überhaupt ist diese Rübe eine der heilkräftigsten; sie regt die Verdauungskräfte ordnend an, steigert die vitalen Kräfte, wirkt auch Blut bildend und unterstützt die Denkkräfte. Als Wurzel hat sie eine Beziehung zum Nerven-Sinnes-System des Menschen. Wegen der Blütenimpulse (Farbe, Geschmack) auch Einfluss auf den Stoffwechsel-Gliedmaßen-Bereich. Sie ist gut verträglich.

Spinat

Der Spinat ist eine schnell wachsende Pflanze, die fast das ganze Jahr über erhältlich ist. Seine Blätter enthalten Mineralstoffe, Vitamine und Vitalstoffe. So sind die Bestandteile des Blattes mit dem wurzelhaften Charakter der Familie vereint. Spinat kam mit den Arabern bereits im 9. Jh. nach Spanien, von wo er als «spanachia» sich weiter nach Europa verbreitete. Er regt die vitalen, lebendigen Prozesse des Menschen an, wirkt auf das Nerven-Sinnes-System und ist auch für Kleinkinder geeignet, wenn er ökologisch angebaut wird. Bei überhöhtem Nitratgehalt kann er für Babys gefährlich werden, da er Blausucht verursacht.

Spinat enthält Oxalsäure, sein Eisengehalt ist nennenswert, aber nicht überdurchschnittlich hoch wie einst angenommen wurde.

Melde

Diese Pflanze war ein beliebtes Blattgemüse der Griechen und Römer, ist heute vom Spinat weitgehend verdrängt worden. Melde wächst wild, wird auch als Gartenmelde kultiviert und ist ein schmackhaftes Kraut. Ihre Wirkungen sind dem des Spinats vergleichbar.

Mangold

Mangold ist ein bedeutsames Blattgemüse. Man unterscheidet Blatt- und Stielmangold. Er enthält wie Spinat Oxalsäure, ferner Eisen, Calcium, ß-Carotin und den natürlichen Farbstoff Lutein. Die Wirkungen auf den Menschen sind ähnlich wie bei Spinat. Mangold ist winterhart.

Doldenblütler

Die zahlreichen Vertreter dieser Familie stellen die bedeutendsten Gemüse- und Gewürzpflanzen. So zählen Möhre, Sellerie, Pastinake und Gemüsefenchel zu den Gemüsen. Zahlreicher sind die Gewürze Kümmel, Anis, Dill, Liebstöckel, Kerbel oder Petersilie. Die Doldenblütler entfalten eine intensive Beziehung zur Luft, der Wind bewegt sie leicht. Die Stängel sind hohl, die Blätter fein gestaltet, die Blüten eine Dolde. Sie prägen in einem Jahr zunächst die Wurzel aus, oft in dicker gestauter Form wie z.B. Sellerie, und erst im folgenden die Blüte. So können im ersten Wurzeljahr die Kräfte der Blüte in die Wurzelbildung gesteckt werden. Das Aroma stammt von ätherischen Ölen und Harzen, die dem Blüten-Fruchtbereich zugehörig sind. Das Element des Wässrigen ist kaum vorhanden. Die meisten Vertreter sehen trocken, dürr und kaum fleischig aus, daher lieben sie auch trockene Gegenden. Ihre Beziehung zu Luft und Licht lässt sie den Luftstoffwechsel des Menschen sowohl in der Verdauung bei Blähungen wie Kümmel oder im Atembereich wie Gewürzfenchel regulieren und Verkrampfungen lösen. Ferner wirken sie harn- und schweißtreibend sowie anregend für die Verdauungsdrüsen.

Möhre

Die Möhre ist eine der bedeutendsten Gemüsepflanzen, die gern wegen ihrer Farbe und ihres süßen Geschmacks gegessen wird. Außerdem hat sie eine lange Lagerfähigkeit und ist fast das ganze Jahr über erhältlich. Ihre Nährstoffzusammensetzung ist so ideal, dass sie Säuglingen im ersten Lebensjahr als Gemüse dienen kann. So sind ihre 4,8 % Kohlenhydrate alles leichtverdauliche Zucker. Der gelbe Farbstoff der Möhre, das Carotin, ist als das Licht vermittelnder Stoff bekannt. Es stellt die Vorstufe des Vitamins A dar, das sich auf das Farbsehen des Menschen auswirkt. Hier zeigt sich also bei der Möhre eine über die Familie hinaus gesteigerte Beziehung zu Licht und Luft. Dies verdeutlicht auch der Gehalt an Kieselsäure, ein Mineral, das Licht in die lebenden Organismen vermittelt. Die Möhre gibt es in vielerlei Variationen und Sorten. Erwähnenswert sind die biologisch-dynamischen Züchtungen wie Rodelika oder Milan, die guten Geschmack und hohe Nahrungsqualität aufweisen. An Variationen gibt es z.B. auch dunkelrote Möhren, die Anthocyane anstelle der Carotinoide enthalten. Möhren werden roh, gedünstet oder als Saft verzehrt.

Sellerie

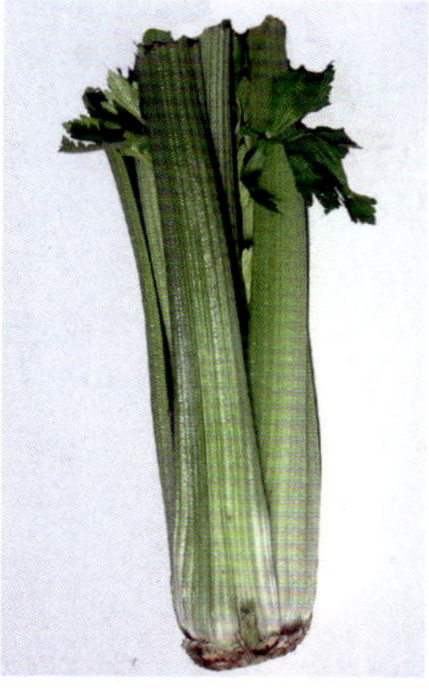

Ein mächtiger Doldenblütler ist der Sellerie. Er kommt als Knollen- und Bleich- oder Staudensellerie auf den Markt. Vom *Knollensellerie* wird die verdickte Wurzel, vom *Bleichsellerie* der Spross mit den kleinen Blättern verzehrt. Der Sellerie liebt schweren Boden im Anbau, aber auch luftigen Stand. In der Knolle reichern sich viele Minerale an. *Knollensellerie* hat etwas Süße, was die Zugehörigkeit zu den Doldenblütlern betont, ist aber roh recht schwer verdaulich, was den Wurzelcharakter bestätigt.

Pastinake

Die Pastinake, auch Germanenwurzel oder Hammelmöhre genannt, war früher sehr verbreitet und ist heute wieder modern. Sie ist süßlich-aromatisch im Geschmack, weich in der Konsistenz und von gelblicher Farbe. Sie enthält 9 % Stärke, 3 % Zucker und ätherische Öle. Im Fruchtfleisch ist sie wie alle Doldenblütler eher trocken, hat 10 % weniger Wasser als die Möhre. Die Wirkung ist mit der Möhre vergleichbar.

Gemüsefenchel

Diese Knolle besitzt ebenfalls den süßlich aromatischen Geschmack, sie stellt eine Verdickung der unteren Blätter dar. Sie ist jedoch ganz weiß, leicht verdaulich und gut verträglich. Fenchel ist eine uralte, schon den Ägyptern bekannte Gemüsepflanze. Sie wirkt auch anregend auf die Verdauung, ist krampflösend und verhindert Blähungen. Verstärkt und erweitert werden diese Wirkungen beim Gewürz, dem Fenchelsamen.

Kreuzblütler

Die Kohlarten, Radieschen, Kresse und Senf gehören zu dieser Familie. Insgesamt zeigt sie eine starke vegetative Kraft. Sie lebt sich entweder in der Schaffung großer Stoffansammlungen aus wie beim Kohlkopf oder in vielen Samen wie beim Raps, die in kleinen Schoten zu finden sind. Ferner enthalten alle Kreuzblütler Schwefel, der leicht herauszuschmecken ist. So zeigen sich die Schwerpunkte: kräftiges Wachstum und Fettbildung in Form von Schwefelölen, Wachsen und Samenölen. Viele wichtige Ölpflanzen des gemäßigten Klimas finden sich hier wie Raps, Rübsen oder Leindotter.

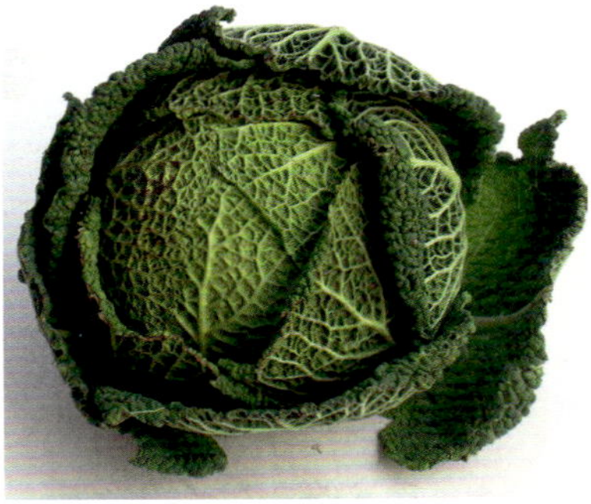

Das Eiweiß vieler Kreuzblütler wie Kohl ist schwer verdaulich. Andere Kreuzblütler wie Senf, Kresse, Rauke und Rettich liefern jedoch Schwefelöle, die dieses Eiweiß bekömmlicher machen. Der leichte, flüchtige Schwefel hebt die Wirkung des lebendigen, aber verfestigten Eiweißes auf.[28] Ferner haben die Kohlarten die Eigenschaft, die Jodaufnahme zu stören, wenn sie in größerer Menge verzehrt werden. Betroffen ist die Schilddrüse, die den menschlichen Stoffwechsel reguliert. Die überschießenden Wachstumskräfte des Kohls hemmen eine Steuerung. Jod ist ein Mineralstoff, der das Lebendige gegen-

28 Hauschka, Rudolf: Ernährungslehre. 10. Aufl. Frankfurt 1999, S. 128

über dem Geistigen zurückdrängen soll. Es gibt einen Kreuzblütler, das *Hungerblümchen*, der bei Jodmangel therapeutisch eingesetzt wird.

Kohlgewächse

Die Kohlarten sind schon seit langer Zeit als Gemüse bekannt. Sie sind sehr variationsreich und verdeutlichen die Vegetationskraft der Kreuzblütlerfamilie. Praktisch jedes Organ der Pflanze kann verdickt werden, so dass wir die einzelnen Kohlarten erhalten:

Blütenstand	Blumenkohl, Brokkoli
Stängelachse	Kohlkopf
Blattknospen	Rosenkohl
Stängelblätter	Weißkohl, Rotkohl, Wirsing, Chinakohl
Stängel (Hypokotyl)	Kohlrabi
Wurzel	Kohlrübe (Steckrübe, Erdkohlrabi)

Der Kohl weist auf seinen Blättern eine Wachsschicht auf. Sie ist ein Ausdruck der Schwefelprozesse, die den Pflanzen die äußere Wärme vermitteln. Die Kohlgewächse sind umso verträglicher, je größer der Einfluss von Licht und Wärme ist. Dies kann man an der Farbe, der Gestalt und dem Geschmack erkennen. Rotkohl (Farbe, süßer Geschmack) ist leichter verdaulich als Weißkohl. Auch der krause Wirsing (Gestalt) oder Chinakohl wirken nicht so beschwerend. Gut verträglich sind Blumenkohl (Blütensprossen) und Brokkoli.

Korbblütler

Diese Pflanzenfamilie umfasst viele Arten, jedoch nur wenige Nahrungspflanzen. Korbblütler kommen in den Tropen wie in den kalten nördlichen Regionen vor. Sie zeichnen sich durch eine sehr organisierte Blütenbildung aus. Alle Korbblüten wirken ausgestaltet. Bei den Gemüsepflanzen gibt es vor allem die Zungenblütigen. Eine große Gruppe bilden die Salate wie Kopf-, Endivien-, Eissalat, Zuckerhut sowie Chicoree, Löwenzahn und Radicchio. Zu den Knollen zählen Topinambur und Schwarzwurzel. Von der Artischocke werden der Blütenboden und die Blütenblätter gegessen.

Salat

Die Salate sind das ganze Jahr über eine Vitalitätskur. Wechselt man die Sorten, so erhält man sie immer frisch. Die Salate stärken die rhythmische Mitte: das Herz-Kreislauf-System und die Atmung. Sie enthalten wie fast alle zungenblütigen Korbblütler Milchsaft, was auf eine Beziehung zu den vergangenen «Mondenkräften» hinweist (s. S. 28). Sie bewirken eine Stärkung des Flüssigkeitshaushaltes. Der Chicorée ist eine Blattknospe, die Keimkräfte enthält. Seine Bitterstoffe und die der Wintersalate wirken heilend bis in die Hautregion, den Mineralhaushalt, sie regen die Galle an und fördern den Stoffwechsel.

Winter/ Frühjahr	Chicorée
Sommer	Kopf-, Eissalat, Batavia, Lollo, Romana
Herbst/ Winter	Endivie, Zuckerhut, Radicchio

Topinambur

Topinambur oder Erdartischocke kommt aus Nordamerika. Sie wurde im 16. Jh. in Südeuropa eingeführt, im 18. Jh. von der Kartoffel verdrängt. Gegessen werden die Rhizome. Topinambur vermehrt sich wuchernd und stellt bis auf Wasser keine großen Bodenansprüche. Er enthält das Kohlenhydrat Inulin, das auch für Diabetiker verträglich ist.

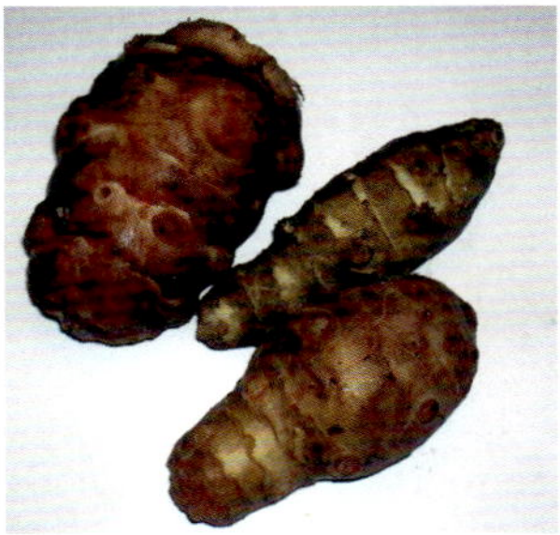

Artischocke

Diese mannshohe Pflanze gilt vielfach als Delikatesse. Die Artischocke enthält Bitterstoffe und Öle. Sie wirkt heilend auf Leber und Galle und ist appetitanregend. Sie stammt aus Ägypten und galt bei den Römern als ein exquisites Gemüse. Verzehrt werden die Blüte und der Blütenboden.

Schwarzwurzel

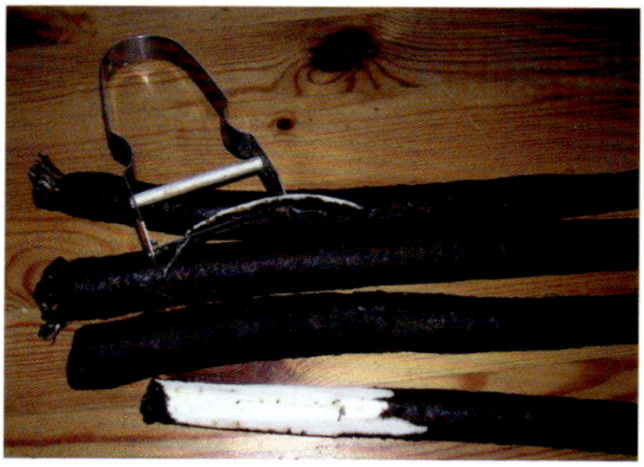

Dieser «Spargel des armen Mannes» erhielt seinen Namen von dem dunklen Korkmantel, der das weiße Fruchtfleisch der Wurzel umhüllt. Schwarzwurzeln enthalten Inulin wie die Topinamburknolle und eignen sich daher für Diabetiker. Bei der Zubereitung muss man darauf achten, keinen bitteren Milchsaft austreten zu lassen. Die Blätter der Schwarzwurzel finden auch als Salat Verwendung.

Dieser Blick in die Pflanzenfamilien der Gemüse zeigt die ungeheure Vielfalt, aber auch die Besonderheiten der einzelnen Arten. Für viele Menschen ist es nicht leicht, sich mit den Wirkungen vertraut zu machen und in der Küche eine Auswahl zu treffen. Eine langsame und bewusste Erfassung jeder Art führt zu einer umfassenderen und dem Menschen gemäßen Gemüseauswahl und Zubereitung.

Die Pilze

Der artenreichen Familie der Pilze fehlt das Blattgrün, sie bildet keine Blätter. Daher zählt man die Pilze als ein Reich zwischen Pflanzen und Tieren. Etliche Pilze sind auch Einzeller wie die Hefen, Pilze, die Pflanzenkrankheiten hervorrufen wie Mutterkorn oder medizinisch genutzte wie die Penicillin-Arten. Pilze haben komplizierte Fortpflanzungszyklen und variieren ihr Erscheinungsbild oft. Die Speisepilze stellen nur eine zeitweilige Form dar. Der größte Teil des Pilzkörpers ist unterirdisch ausgebildet als sogenanntes Mycel; man könnte es als Wurzel bezeichnen. Pilze sind nicht zur Photosynthese fähig, sondern ernähren sich von Abgestorbenem. Diese Tätigkeit ist wichtig für den Kreislauf der Stoffe. Einige Pilze sind Parasiten, die sich von lebenden Pflanzen ernähren. Die höheren Pilze (Ständerpilze) bauen ihren oberirdischen Pilzkörper auf, den wir als sichtbaren Pilz sehen. *Grohmann* spricht von „Wurzelblüten".[29] Tatsächlich wirken Fliegenpilze, Pfifferlinge oder Täublinge oft wie Blüten oder Früchte. In ihnen finden sich Sporen zur Fortpflanzung. Ihr Wurzelspross geht direkt in den Blütenprozess über, das ausgleichende Blattelement fehlt. Zudem ist die «Blüte» des Pilzes eher von Feuchtigkeit und Erde bestimmt als von Licht und Wärme und neigt dem Wurzelhaften zu. Die Wirkung auf den Menschen liegt daher vor allem beim Nerven-Sinnes-System. Die ungeheure Formenvielfalt innerhalb einer Pilzart deutet auf die große Plastizität, die dieser Familie innewohnt. Dazu kommt, dass die Pilze sich rasch fortpflanzen, es wirkt eine starke Vegetationskraft.

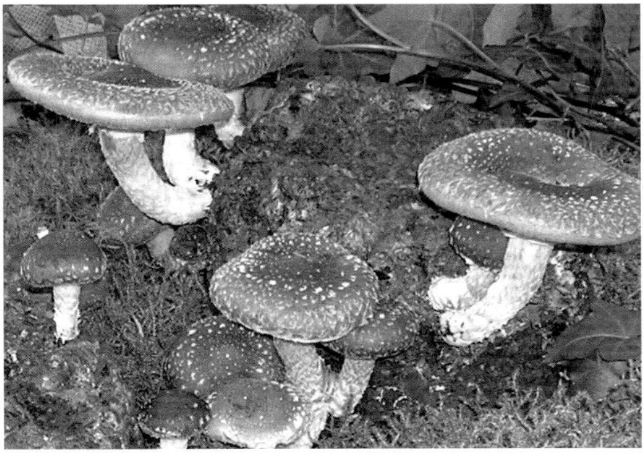

Pilze enthalten Eiweiß, wenig Kohlenhydrate, kaum Fett. Sie bestehen hauptsächlich aus Wasser. Das Pilzeiweiß ist leicht verderblich, ähnlich wie Fisch. So entstehen bald nach der Zubereitung und bei längerem Warmhalten Abbaustoffe, die giftig werden können. Aus diesem Grund sollen Pilze frisch zubereitet und verzehrt werden.

Viele Pilze enthalten Gifte und sind nicht essbar wie Fliegen- oder Knollenblätterpilze. Solche Gifte wirken lähmend oder gar tödlich auf das Nerven-Sinnes-System.

Die essbaren *Pilze* sind reich an Mineralstoffen und enthalten das sonst nur in tierischen Lebensmittel vorhandene Vitamin D. Wildpilze nehmen leider auch unerwünschte Stoffe wie Cadmium und radioaktive Substanzen wie Cäsium aus dem Boden auf. Daher wird in einigen Gegenden Europas empfohlen, nicht zu oft Wildpilze zu verzehren. Inzwischen kultiviert man zahlreiche Speisepilze wie Champignons, Austernpilze oder Morcheln.

---

29 Grohmann, Gebhard: Die Pflanze Bd. 1. Verlag Freies Geistesleben Stuttgart 1981, S. 158-162

Inhaltsstoffe der Pilze g pro 100 g

	Wasser	**Eiweiß**	**Kohlenhydrat**	**Kalium** mg	**Vit. D** µg
Austernpilz	90,9	2,3	+	254	0,1
Champignon	93,6	2,7	0,6	390	1,9
Pfifferling	91,5	2,4	0,2	367	2,1
Steinpilz	88,6	5,4	0,5	341	3,1

+ vorhanden

Quelle: Die große GU Nährwert Kalorien Tabelle. München 2020/21

Die *Hefen* sind eine Gruppe der Schlauchpilze. Ihnen fehlt das wurzelähnliche Mycel; sie bestehen nur aus Zellverbänden. Hefen kommen überall vor, wo vergärbare zuckerreiche Säfte vorliegen von der Frucht über den Nektar bis zu den Blättern der Pflanze. Hefen leben über der Erde. Sie besitzen als Pilze die enorme Fortpflanzungsfähigkeit, ihnen fehlt jedoch Formenvielfalt. Durch ihren Stoffwechsel vergären sie Stärke und Zucker; das dabei entstehende Kohlendioxid wird als Triebmittel in der Bäckerei genutzt. Die Bäckerhefe erbringt einen guten Trieb, aber der Aufschluss des Vollkorngetreides ist gering. Es wird verbessert, wenn die Hefen lange auf den Teig einwirken können, also beispielsweise ein Vorteig am Abend angesetzt wird.

Die Erzeugung von Alkohol durch Hefen ist für die Wein- und Bierherstellung wichtig. In der Milchwirtschaft werden Hefen für Kefir verwendet. Ferner nutzt man sogenannte Nährhefe als Brotaufstrich oder Zusatz in Suppen und Brühwürfeln. Die Züchtung der Nährhefen erfolgt teilweise mit chemischen Zusätzen in fraglichen Nährmedien, so dass nicht alle Hefen zu empfehlen sind. Bio-Hefe hat strenge Vorgaben für die Herstellung.

Das Eiweiß der Hefen ist nicht so leicht verderblich wie das der anderen Pilze. Es ist aber etwas schwer verdaulich und kann zu Allergien führen. Hefen wirken anregend auf die Lebenskräfte des Menschen, da ihre starke Vitalität von den menschlichen Verdauungskräften vernichtet werden muss. Nicht zuletzt deshalb sind frische Hefegebäcke schwer verdaulich. Dafür vermag die Hefe den menschlichen Ätherleib so anzuregen, dass die Wirkung bis in die Peripherie, die Haut und Sinnesorgane, ausstrahlt. Dies erklärt die positive kosmetische Wirkung von Hefeflocken.

Obst und Nüsse

Der Begriff «Obst» stammt aus dem Westgermanischen und bedeutete «Zukost». Schon damals empfand man Obst als wichtiges, aber nicht vorherrschendes Nahrungsmittel. Heute bezeichnet man süße oder säuerliche Früchte, die überwiegend roh verzehrt werden, als Obst: von Kern- über Beerenobst bis zu den Nüssen – erweitert durch zahlreiche tropische Früchte wie Kiwis, Litschi-Pflaumen oder Mangos.

Obst hat den Wachstumsprozess der Pflanzen mitgemacht und sich aus der befruchteten Blüte entwickelt. Wie bei allen Früchten wurden dazu Wasser, Licht, Luft und Wärme benötigt. Ist es zu feucht, faulen die Früchte, ist es zu trocken, gibt es kleine notreife, aber sehr aromatische. Fehlt es an Wärme, so reifen die Früchte langsam, und es fehlt ihnen an Geschmack. Gleiches gilt für die Luft: Fehlender Sauerstoff führt zum Stillstand. Man nutzt dieses Phänomen bei der Lagerung, um die Früchte länger haltbar zu machen, indem man Luft (Sauerstoff) entzieht. Ohne Licht ist ebenfalls keine Reifung möglich.

Zuckerstoffe süßen die Früchte, Farbstoffe lassen sie leuchten, Duft- und Aromastoffe bringen Geschmack, Fruchtsäuren, Minerale und Enzyme ergänzen die Substanzen. Gemäß der Dreigliederung wird die Frucht dem Stoffwechsel-Gliedmaßen-System zugerechnet. Obst entfaltet daher eine Tendenz zur Ernährung der inneren Organe des Menschen. Die Aromen, Säuren und Zucker in Verbindung mit dem flüssigen Element sprechen unser Blut an. So sagt der Volksmund nicht von ungefähr, dass Kirschsaft Blut bildend sei oder die Walderdbeere die Eisenzufuhr steigert. Einen solchen Einfluss auf das Blut können die Obstarten ausüben, weil sich in ihnen Sonnenkräfte verkörpert haben. Vitalität und innere Wärme wirken auch auf den Menschen. Sie regen nicht nur die Lebendigkeit des Körpers und den Wärmeorganismus an, sondern fördern

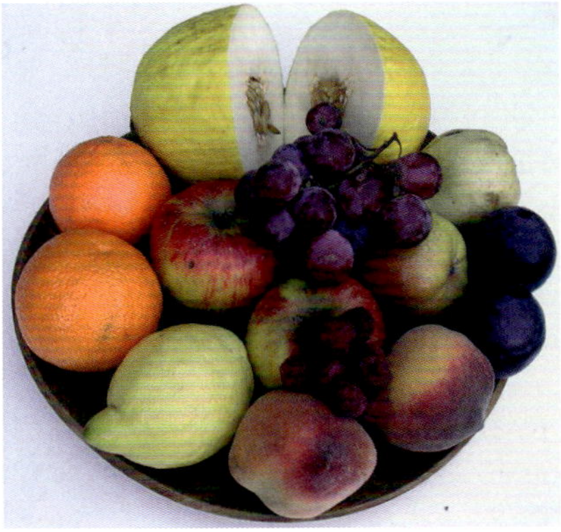

auch die geistige Aktivität. Obst ist nahrhaft durch die enthaltene Energie und die Nährstoffe, «wirkt» aber durch die feiner gestaltete Materie wie Vitamine, Minerale, Enzyme und Vitalkräfte.

Wie kommt es, dass einige Menschen kein Obst vertragen? Bei unreifem Obst ist dies erklärlich, es fehlt an innerer Reife, der Harmonie des Aromas und des Geschmacks. Dies beeinträchtigt die Verdaulichkeit. Anders sieht es bei reifen Äpfeln oder Birnen aus, hier kann der Säuregehalt eine Rolle spielen. So müssen empfindliche Menschen eventuell auf säurereiches Obst verzichten. Manchmal hilft auch Dünsten, die Früchte werden bekömmlich, das Aroma nimmt zu, sie sind weicher, es findet eine Art Nachreifung statt. Dadurch verstärkt sich die Beziehung der Früchte zum Stoffwechsel-Gliedmaßen-System, die vitalen Kräfte werden zugunsten der inneren Wärme und des Aromas abgeschwächt.

Die verschiedenen Obstarten unterteilt man nach *charakteristischen Merkmalen* der Frucht oder nach *Pflanzenfamilien*. Beide Gliederungen ergänzen einander. Die Familie der Rosengewächse mit ihren zwei Unterarten, den rosenartigen und pflaumenartigen Pflanzen und die Zitruspflanzen stellen die überwiegende Mehrheit der Früchte. Andere Pflanzenfamilien haben nur eine geringe Bedeutung.

Die bekannteste Einteilung des Obstes geschieht nach ihren Gestaltungen in Kern-, Stein-, Beeren- und Schalenobst (Nüsse, S. 108). *Kernobst* zeichnet sich durch die Samenkerne aus, die im Innern des Fruchtgehäuses heranreifen. Es umfasst im wesentlichen unsere bekanntesten Obstarten wie Apfel und Birne. Das *Steinobst* hat im Inneren einen festen Kern, der den Samen umschließt, wie bei Pfirsichen, Pflaumen, Kirschen, Datteln. Beim *Beerenobst* treten viele Früchte an einem Stiel, z.B. einer Dolde auf: Heidel-, Brom-, Erdbeeren, aber auch Holunder und Sanddorn. Das *Schalenobst* hat außen eine feste, verholzte Schale wie die Nüsse. Die Gruppe der *Südfrüchte* umfasst die aus wärmeren Gegenden importierten Früchte. Es ist keine botanische Bezeichnung. Die häufigsten sind die Zitrusfrüchte, Ananas, Datteln und Feigen. Unter *exotischem Obst* versteht man weniger bekannte tropische Obstarten.

R. Steiner weist darauf hin, dass Früchte die Eiweißbildung der Organe aufgrund ihrer Gestaltungskräfte anregen.[30]

30 Steiner, R.: wie Anm. 2. Vortrag vom 31.7.1924, GA 354, S. 106.

Die Familien der Obstarten

Familie	Obstarten
Strahlengriffelgewächs	Kiwi
Bromeliengewächs	Ananas
Clusiaceae	Mangostane
Ebenholzgewächs	Kaki
Granatapfelgewächs	Granatapfel
Heidegewächs	Heidel-, Preisel-, Moosbeere, Cranberry
Hülsenfrüchte	Tamarinde
Kakteengewächse	Kaktusfeige
Kürbisgewächs	Melonen
Lorbeergewächse	Avocado
Maulbeergewächse	Maulbeere, Feige
Melonenbaumgewächse	Papaya
Moschuskrautgewächse	Holunder
Myrtengewächse	Guave
Bananengewächse	Banane
Nachtschattengewächse	Physalis, Birnenmelone, Goji (Wolfsbeere)
Ölweidengewächse	Sanddorn
Palmengewächse	Dattel, Kokosnuss
Passionsblumengewächse	Passionsfrucht (Maracuja)
Rosengewächse - rosenartige	Apfel, Aronia, Birne, Quitte, Hagebutte, Speierling, Eberesche, Brom-, Els-, Him-, Erd-, Moltebeere, Mispel
- pflaumenartige	Aprikose, Kirsche, Pflaume (Zwetschge, Mirabelle, Reineclaude), Schlehe, Pfirsich, Kornelkirsche, Mandel
Seifenbaumgewächse	Litschipflaume, Akipflaume, Rambutan
Stachelbeergewächse	Johannis-, Josta-, Stachelbeere
Sumachgewächse	Mango, Pistazie, Cashewnüsse
Weinrebengewächse	Weinrebe
Rautengewächs (Citrus)	Apfelsine, Mandarine, Grapefruit, Pampelmuse, Zitrone, Limette, Pomeranze, Kumquat

Die Einteilung der Obstarten

Kernobst	Apfel, Aronia, Birne, Nashi-Birne, Eberesche, Elsbeere, Hagebutte, Loquat (japanische Mispel), Mispel, Quitte
Steinobst	Aprikosen, Feige, Kirsche, Kornelkirsche, Mirabelle, Nektarine, Pfirsich, Pflaume, Reineclaude, Zwetschge
Beerenobst	Brom-, Erd-, Heidel-, Him-, Johannis-, Josta-, Stachel-, Preiselbeere, Holunder, Mahonie, Melone, Sanddorn, Weintraube, Goji (Wolfsbeere)
Zitrusfrüchte	Apfelsine, Clementine, Mandarine, Grapefruit, Pampelmuse, Zitrone, Limette, Kumquat, Pomeranze
	Exotisches Obst (subtropischer und tropischer Herkunft)
Samenobst	Granatapfel, Passionsfrucht (Maracuja), Litschipflaume, Mangostane, Pitahaya, Rambutan
Beerenobst	Ananas, Banane, Feigenkaktus, Guave, Kaki (Sharon, Persimone), Kiwi, Lulo, Papaya, Pepino, Physalis
Steinobst	Dattel, Jujube (chinesische Dattel), Mango

Rosengewächse

Alle Kernobstarten sowie viele Stein- und Beerenfrüchte gehören zur Familie der Rosaceen. Was zeichnet diese Familie aus? Betrachtet man die Rosengewächse, so fällt eine Harmonie auf. Sie wurzeln kräftig, haben eine gute Blattentfaltung, reiche Blütenbildung und ausgeprägte Früchte. Jeder Pflanzenteil ist gestaltet, geformt und gleich betont. Die Harmonie wird durch die Form gestützt: Die Früchte der Rosengewächse sind ästhetisch und reichlich mit Nährstoffen versorgt.

Es gibt Kräuter und Bäume. Bei den Bäumen wirken die Wurzelkräfte bis in die Stämme und verhärten sie. Trotzdem ist der Blatt-, Blüten- und Fruchtbereich gut entwickelt. Es werden Zucker, Zyan (Blausäure) sowie Fruchtsäuren und Gerbstoffe in den Früchten gebildet.

Zucker bringt die Süße. Er entsteht als erster Stoff in den Blättern, wird dann umgewandelt. Der Zucker in den Früchten ist ein Speicherstoff, abgelagert in der Frucht. Er dient nur wenig der Pflanze oder dem Samen, aber den Mitgeschöpfen, die ihn gern mit der Frucht verzehren. Zucker ernährt Nerven und Gehirn des Menschen und trägt dazu bei, dass die geistigen, denkerischen Prozesse sich besser entfalten können

(s. S. 118). Namentlich nach Anstrengungen körperlicher oder geistiger Art sind Früchte ein aufbauendes Nahrungsmittel.

Die Blausäure (eine Zyanverbindung) kommt als Glycosid vor. Unter Bedingungen wie Wärme, Flüssigkeit oder saurem Milieu kann sie sich abspalten und für den Menschen gefährlich werden. Allerdings sind die Mengen an Zyan in den meisten Früchten zu gering. Ausnahme ist die Bittermandel, von der fünf Stück für Kinder tödlich wirken können, und bittere Aprikosenkerne.

Wo ist Zyan enthalten? Es bildet sich in den Samen des Steinobstes, in geringerem Maße auch im Kernobst. Deshalb begrenzt man den Verzehr von Pfirsichsamen. An Apfelkernen hat sich wohl noch niemand eine Zyanvergiftung geholt. Es gibt bestimmte Alkoholzubereitungen (Persiko-Likör), in denen Steinobstsamen in begrenzter Menge mit verwendet werden. Außerdem bietet der bittere Geschmack einen Schutz davor, zuviel davon zu essen oder zu trinken.

Zyan ist eine Stickstoffverbindung (HCN), die nicht zu Eiweiß gebildet wurde und sich im Samen befindet, nicht im Fruchtfleisch. Der Stickstoff ist das stoffliche Abbild des Luftigen und Seelischen. Viele Früchte und Samen wie Getreide oder Leinsamen enthalten Zyan. Dieser sekundäre Pflanzenstoff hat mit der Dynamik der Eiweißbildung zu tun und bedeutet in sehr geringer Dosis eine Anregung für den Menschen.

Fruchtsäuren und Gerbstoffe

Alle Rosengewächse bilden *Fruchtsäuren*. Das Verhältnis von Zucker zu Fruchtsäuren bestimmt hauptsächlich das Aroma. Fruchtsäuren schmecken sauer. Es gibt Äpfel-, Zitronen-, Fumar- und die vor allem in unreifen Früchten vorkommende Bernsteinsäure. Diese Säuren spielen auch im tierischen und menschlichen Organismus eine Rolle. Im Zellstoffwechsel entfalten sie ihre Wirkung im lebendig-ätherischen Bereich des Menschen.

Daneben kommen vor allem in den Beeren der kälteren Klimazonen *Gerbsäuren,* vielfach *Phenolsäuren* vor. Sie wirken zusammenziehend und sind dem Lebendig-Quellenden entgegengesetzt, aber nicht giftig wie die Zyane. Früher nutzte man Gerbsäuren, um Leder zu gerben, also in der Form zu bewahren. Gerbstoffe schützen die Pflanzen vor Viren, Bakterien und Pilzen. Reich an Gerbsäuren sind Heidel-, Preisel-, Moos- und Multebeeren. Auch beim Menschen verhindern Gerbsäuren Infektionen. Die Pflanze bildet Gerbsäuren nach dem Stich der Gallwespe. Hier schützt sie sich vor den fremden tierischen Stoffen. Insofern zeigen Gerbstoffe ein Bewältigen von seelisch-tierischen Fremdeinflüssen. Auch beim Menschen können Gerbstoffe somit das Zusammenwirken von Seelischem und Lebendigem erleichtern. In der Ernährungsforschung werden die Gerbstoffe in ihrer Wirksamkeit gegen Krebs – einer Zellentartung, bei der Lebendig-Ätherisches ungehemmt wuchert, getestet.

Apfel

Der Apfel ist ein weit verbreitetes Obst im gemäßigten Klima. Mehr als 2000 Sorten soll es geben, wobei viele nur regionale Bedeutung haben. Heute dominieren die milden, rotbäckigen Sorten wie Elstar, Topaz oder Jonagold, während der säuerliche Boskop weniger gefragt ist. Der Apfel war als Reichsapfel Symbol für Herrschaft oder als angebliche Paradiesfrucht Zeichen für Wissen und Macht. Der Volksmund schreibt ihm große gesundheitliche Werte zu: «Jeden Tage einen Apfel hält den Doktor fern», was die Ernährungswissenschaft heute bestätigen kann, nicht nur für Äpfel, sondern für Obst allgemein. Kaum eine andere Frucht kann so vielseitig eingesetzt werden. Schon die Birne tendiert mehr zum Wässrigen oder ist je nach Sorte verholzt, auch die Quitte ist verhärtet. Der Apfel hat eigentlich keine herausragenden Eigenschaften, ist aber sehr ausgeglichen. Sein Pektin steuert Ballaststoffe für die Darmgesundheit bei, sein Vitamingehalt liegt im mittleren Bereich wie auch die Mineralstoffe. Er kann täglich als ganze Frucht, Apfelmus, Kompott, Apfelsaft oder im Kuchen verzehrt werden.

Quitte

Dieses Kernobst gerät leider in Vergessenheit. Dies kommt daher, dass die Quitte in Mitteleuropa nicht roh, sondern nur gedünstet gegessen werden kann. Die Quitte enthält Pektin, einen Gelierstoff, der vor zu starker Verhärtung schützt, und Gerbsäuren, die mehr die Formbildung unterstützen. So liegt ein Gleichgewicht zwischen dem Flüssigen und dem zur Verfestigung Neigenden vor. Nicht zuletzt deshalb wird die Quitte als Heilmittel gegen Allergie geschätzt. Man unterscheidet Apfel- und Birnenquitten.

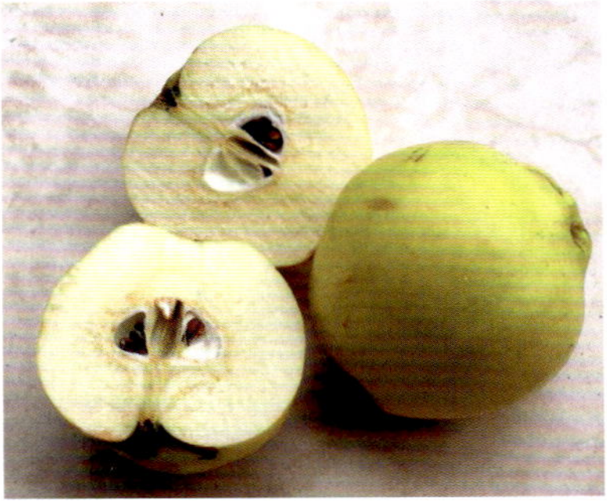

Erdbeere

Die Erdbeere ist ein Rosengewächs, das sich ganz der Umwelt öffnet. Sogar die Samen, das Innerste, stülpt sie nach außen. Vielleicht wirkt sie gerade deshalb bis ins Innere, das Blut des Menschen. Die Walderdbeere wird wegen ihres Geschmacks und Eisengehalts hervorgehoben. Der Gehalt an Kieselsäure wirkt auf die äußeren Hautbereiche und kann bei empfindlichen Menschen sogar zu Ausschlägen führen. Erdbeeren zählen zu den aromatischsten Früchten, sie werden roh verzehrt, aber auch zu Konfitüre oder als Kuchenbelag verarbeitet.

Zitrus – Rautengewächse

Diese Pflanzenfamilie liebt die Wärme, ihre meisten Vertreter kommen im subtropischen oder tropischen Klima vor. Daneben spielt die Flüssigkeit eine große Rolle; alle Gewächse sind vegetativ-kräftig, aber nicht wuchernd. Diese Familie beschert einen Reichtum an Früchten, welche die namensgebende Zitronensäure enthalten.

Die Zitrusfrucht besteht aus vier Bereichen, die als Wirkung der vier Elemente aufgefasst werden können. Die *Schale* ist reich an ätherischen Ölen, Farb- und Duftstoffen. Die leuchtenden Farben beruhen auf Carotinoiden. Alle diese Stoffe zeigen das Wirken von *Wärme*. Dazu kommt, dass die Schale lederartig verhärtet ist, was beim Einfluss trockener Wärme zu beobachten ist. Unter der Schale befindet sich ein weißes, *luftgefülltes* Gewebe. Hier sind Bitterstoffe enthalten. Dieses Gewebe zeigt das Wirken der *Luft*. Darunter liegt der Bereich der eigentlichen Frucht aufgeteilt in Scheiben, die um eine Längsachse angeordnet sind. Charakteristisch ist der *Saft*: ein Reichtum an *Flüssigkeit*. Er enthält neben den Fruchtsäuren Zucker, Mineralstoffe, Enzyme, Vitamine wie besonders Vitamin C, Gummi- und Schleimstoffe. Jeder kennt aus eigener Erfahrung die wohltuende Wirkung von Orangensaft bei Erkältungen

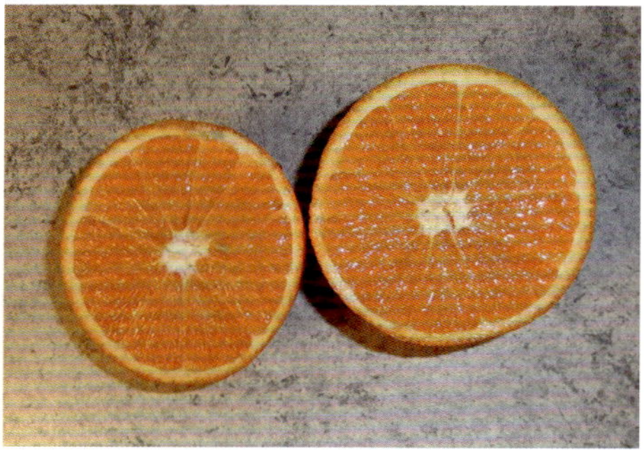

oder in der Rekonvaleszenz. Ganz im Innern der Frucht findet sich wieder Verhärtetes: die festen *Samen*, die von einer bitteren Schleimschicht umhüllt sind, und zelluloseartige Gewebe. Die Schleimschicht wirkt keimhemmend, schützt also den Samen vor vorzeitiger Keimung. In diesem Bereich wirkt der Einfluss des *erdig-festen Elements*. Die Zitrusfrucht ist harmonisch aufgebaut.

Bei den einzelnen Arten verschieben sich die Schwerpunkte. So betont die Orange das Flüssige und Wärmehafte durch ihren Saftreichtum und den süßen Geschmack, während die Zitrone mit ihrem Säureanteil eine stärkere Ausprägung des Flüssigen aufweist. Die Mandarinen, Clementinen und Satsumas zeigen eine vermehrte Tendenz zum Wärmehaften, die bittere Pampelmuse mehr Erdig-Festes.

Vielen Zitrusfrüchten wurden die Samen weggezüchtet, um das Essen bequemer zu machen. Wirkt sich eine solche Einseitigkeit nicht auf die Qualität der Früchte aus? Kernlose Zitrusfrüchte vermehren sich genau wie Schlangengurken, Bananen und Ananas durch Stecklinge ohne Befruchtung und Pollen. Im konventionellen Anbau werden die Zitrusbäumchen mit Bioziden gespritzt und die Schale zur Haltbarkeit mit Konservierungsmitteln gewachst. Dieses Verfahren macht die so aromareiche Schale für Mensch, Tier und Kompost unbrauchbar. Daher sind die biologischen und biologisch-dynamischen Früchte zu bevorzugen.

Schalenobst - Nüsse

Nüsse werden botanisch zum Schalenobst gezählt, obwohl sie ganz anders als Obst sind. Sie haben die verholzte Schale, sind nährstoff- und energiereich, aber nicht erfrischend und saftig wie die Früchte. Die Nüsse scheinen eher mit dem Getreide oder einigen Ölsaaten verwandt zu sein. Was verbindet sie? Nur Pistazien und Cashewnüsse sowie Wal-

und Pekannuss stammen aus derselben Familie; alle anderen gehören zu verschiedenen Familien.

Nüsse und ihre Pflanzenfamilien

Edelkastanie (Marone)	Buchengewächse
Erdnuss	Hülsenfrucht
Haselnuss	Birkengewächse
Macadamia	Silberbaumgewächse
Mandel	Rosengewächse
Paranuss	Topffruchtgewächse
Pistazie, Cashewnuss	Sumachgewächse
Walnuss, Pekannuss	Walnussgewächse

Eine Gemeinsamkeit ist die harte, verholzte Fruchtschale. Sie ist kaum ohne Hilfsmittel zu knacken. Je weiter im Süden die Nüsse beheimatet sind, umso dicker wird die Schale wie man an der Mandel und Paranuss sieht. Die Sonne scheint das Verholzen zu fördern. Lediglich die Pistazien und Erdnüsse haben eine dünnere Schale.

Von den Inhaltsstoffen zeigt der hohe Fettgehalt die Zusammengehörigkeit der Nüsse. Ausnahme ist die Marone, die viele Kohlenhydrate, vor allem Stärke, aufweist. Der Eiweißgehalt der Nüsse liegt ebenfalls hoch, besonders bei Mandel und Walnuss. Bei den Mineralstoffen fällt der hohe Anteil an Phosphor und Eisen auf. Bei den Vitaminen dominieren diejenigen der B-Gruppe. Ihr Anteil liegt deutlich über dem Durchschnittsgehalt der anderen Lebensmittel. Nüsse haben eine sehr aufbauende und kräftigende Funktion in der menschlichen Ernährung. Sie ergänzen sich gut mit Getreide. Ebenfalls passen Kernobst, Milch und Milchprodukte gut zu Nüssen, es ergibt sich eine Harmonie, die allein nicht vorhanden ist. Dabei werden die Nüsse sparsam dosiert, entsprechend ihren konzentrierten Nährstoffen. Die Nüsse können als wichtige Fettquelle angesehen werden. Ihre Öle sind wertvoll und enthalten Omega-3-Fettsäuren. Gemahlene Nüsse kann man als Nussmus erhalten. In dieser Form sind sie leichter verdaulich.

Inhaltsstoffe der Nüsse

100 g	Eiweiß g	Fett g	Kohlenhydrat g	Eisen mg	Vitamin B_1 mg	Phosphor mg
Cashewnuss	17,2	42,1	30,5	2,8	0,63	375
Erdnuss	25,3	48,1	7,5	1,8	0,9	341
Haselnuss	12,0	61,6	10,5	3,8	0,4	330
Macadamia	7,5	73,0	4,0	0,2	0,28	201
Mandel	18,7	54,1	5,4	4,1	0,22	454
Marone	3,4	1,9	41,2	1,4	0,23	87
Paranuss	13,6	66,8	3,6	3,4	1,0	674
Pekannuss	9,3	72,0	4,4	2,4	0,86	290
Pistazie	20,8	51,6	11,6	7,3	0,69	500
Walnuss	14,4	62,5	10,6	2,1	0,35	410

Quelle: Die große GU Nährwert Kalorien Tabelle München 2020/21

Die Nüsse sind dem Element der Erde verbunden. Dies zeigen ihre verholzte Schale, ihre Kompaktheit und ihr Gehalt an Nährstoffen. Der hohe Fettanteil verdeutlicht, dass hier das wärmende Element wirkt. Sie wirken beruhigend und sättigend und passen zum «cholerischen» Hafer oder der «sanguinischen» Hirse.

Haselnuss

Diese wohl bekanntesten Nüsse stammen von einem Strauch. Sie reifen im späten Herbst und lassen sich dann das ganze Jahr bis zur nächsten Ernte lagern. Kulturformen sind seit dem 2. Jh. bekannt. Ihre Hauptanbaugebiete liegen in den Mittelmeerländern, besonders in Italien und der Türkei. Bekannt sind die großen Römer und Levantiner. Ihr besonderer Reichtum an fetthaltigen Phosphorverbindungen, den Lecithin ähnlichen Stoffen, macht sie als Nervennahrung sehr geeignet. R. Steiner empfahl, Kindern täglich zum Schulbrot Haselnüsse zu geben, weil dadurch eine bessere Konzentration möglich wäre. Haselnüsse enthalten ein Eiweiß, das beim Backen lockert. Daher setzt man sie gern Teigen zu, um Triebmittel einzusparen. Ihr angenehmes Aroma vermindert beim Backen die Menge an Süßungsmittel oder Zucker.

In der Schwangerschaft sollten nicht zu viele Haselnüsse gegessen werden, weil durch sie das Gewebe gelockert werden kann. Haselnussmus ist ein wohlschmeckender Brotaufstrich und geeignet, die zuckerhaltigen Nuss-Nougat-Cremes zu ersetzen.

Walnuss

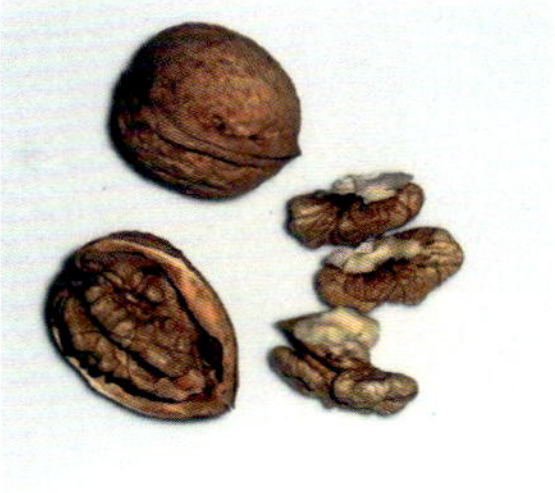

Die Walnuss wird hauptsächlich in Süd-, Mittel- und Osteuropa angebaut. Sieben Jahre benötigt der Walnussbaum, bis er erstmals fruchtet. Walnüsse werden aufgrund ihres hohen Fettgehaltes schneller ranzig, daher lautet eine alte Bauernregel sie bis Maria Lichtmess (2. Februar) zu essen. Die Walnuss wird wegen ihrer Form mit dem menschlichen Gehirn verglichen. Von daher schließt man auf ihre kräftigende Wirkung auf die Nerven. Walnüsse wirken positiv auf das Herz, sie sind reich an Omega-3-Fettsäuren.

Mandel

Die Mandel zählt zu den Rosengewächsen. Botanisch unterscheidet man drei Arten: die Bittermandel mit ihrem hohen Zyangehalt, die süße Mandel und die Krachmandel. Während letztere bei uns kaum Bedeutung hat, ist die süße Mandel weit verbreitet. Die Bittermandel darf wegen ihres Blausäuregehalts nur in kleinen Mengen bis 5 Stück verkauft werden. Die süße Mandel wird in vielen Gebäcken verwendet wie Mandelbrot, -splitter, -stollen oder -makronen. Schon im Altertum war das Marzipan bekannt, das aus Mandeln, Zucker und Rosenwasser besteht. Auch als gebrannte Mandel ist sie, mit karamellisiertem Zucker überzogen, auf allen Jahrmärkten zu finden. Die Anbaugebiete liegen in den südlichen Mittelmeerländern und vor allem in Kalifornien. Mandelmus wird in der Säuglingsernährung eingesetzt. Erwähnenswert ist ihr hoher Gehalt an Calcium und Eisen. Mandelmehl fällt nach der Pressung des Mandelöls an und wird als eiweißreiches Produkt für die Low-Carb-Ernährung angeboten.

Paranuss

Sie wird auch Brasilnuss genannt, was auf ihre Heimat in Südamerika hinweist. Der Paranussbaum wird bis zu 50 Meter hoch und wächst meist wild. Die Nüsse reifen im Januar und Februar, werden gesammelt und exportiert. Die Paranuss weist neben der Walnuss und der Macadamia den höchsten Fettanteil auf. Ihr Gehalt an der essentiellen schwefelhaltigen Aminosäure Methionin ist bedeutsam, damit ergänzt sie Hülsenfrüchte und auch Milchprodukte. Nachteilig ist ihr Gehalt an radioaktivem Radium und Strontium, die der Paranussbaum aus der brasilianischen Erde aufnimmt. Wegen Pilzbefalls der harten Schale kommen fast nur noch geschälte Paranüsse in den Handel.

Cashewnuss

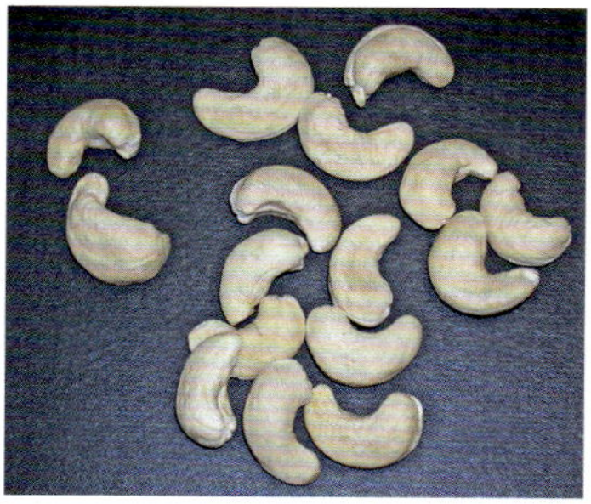

Diese beliebte Nuss wird in ihrer Heimat erst erhitzt, damit toxische Öle der Samenhaut extrahiert werden. Hauptanbauländer sind Indien, Ostafrika und Brasilien. Die Cashewnuss enthält mit 42 % wenig Fett, dafür mehr Kohlenhydrate. Sie hat ein mildes Aroma.

Pekannuss

Die Pekannuss ist mit der Walnuss verwandt. Die Anbaugebiete liegen in Nordamerika. Sie war ein Grundnahrungsmittel der Indianer. Heute werden die bis 50 m hohen Bäume auch in Südafrika, Israel und Australien angebaut. Die Pekannuss gehört mit 72 % zu den fettreichsten Nüssen, dafür ist ihr Eiweißgehalt etwas geringer.

Pistazie

Dieser Strauch wächst im Nahen Osten und in asiatischen Gebieten. Auffallend ist die grüne Farbe des Samens, die auf Chlorophyll beruht. Die Schale ist leicht spaltbar. Pistazien werden gern zur Verzierung von Torten und Gebäck verwendet. Wegen ihres mandelartigen Geschmacks findet sie auch als Gewürz in Wurstwaren wie Mortadella

Verwendung. Pistazien enthalten viel Eisen. Ihr Fettgehalt ist mit 51 % etwas niedriger als bei anderen Nüssen.

Marone

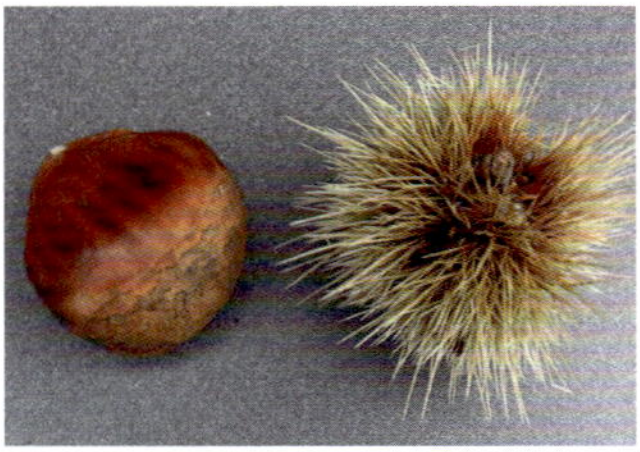

Diese zu den Nüssen zählende Frucht ist eigentlich untypisch, denn sie enthält viel Stärke und wenig Fett. Daher steht sie dem Getreide nahe. Auf Korsika heißt es, dass 20 Maronenbäume eine Familie und mehrere Ziegen ernähren können. Tatsächlich wird die Marone auch als Mehlersatz verwendet. Menschen mit einer Darmkrankheit, der Zöliakie, die kein Brotgetreide vertragen, nutzen das Maronenmehl zum Backen.

Die Marone oder Edelkastanie stammt aus Kleinasien und ist mit der Buche verwandt. Durch die Römer wurde sie auch in Mitteleuropa und England heimisch. Allerdings reifen die Früchte nur in wärmerem Klima aus. Die Maronen werden oft geröstet; dann lassen sich die Schalen absprengen und die Samen essen. Als Beilage sind sie zu Rotkohl, Wild und Geflügel beliebt. Sie haben einen leicht süßen Geschmack und sättigen rasch. Bekannt ist auch das Maronenpüree (Vermicelles).

Erdnuss

Kaum jemand weiß, dass die Erdnuss zu den Hülsenfrüchten gehört, ist der Same doch recht weich und roh zu verzehren. Ihren Namen erhielt die Erdnuss, weil die Pflanze ihre Früchte während des Wachstums in die Erde versenkt, wo sie ausreifen, bis sie geerntet werden.

Die Erdnuss wurde von den Spaniern in Südamerika entdeckt und nach Afrika gebracht, wo sie noch heute angebaut wird. Dort mahlt man die Nüsse, rührt sie mit Wasser an und kocht einen Brei oder bäckt sie zu Fladen. Weltweit wird das Öl in der Margarineherstellung oder für Erdnussbutter genutzt. Sowohl die Erdnuss als auch die Sojabohne zeigen durch ihren hohen Fettgehalt und ihr Wachstum in wärmerem Klima, dass sie mehr an innerer Wärme aufgenommen haben als die anderen Hülsenfrüchte. Daher sind sie leichter verträglich und weniger schwer verdaulich. Allerdings ist ihr Eiweiß kompakt und entbehrt die essentielle Aminosäure Methionin (sie ist im Getreide gut vertreten).

Macadamia

Die Macadamia oder australische Haselnuss wurde erst im 20. Jh. aus

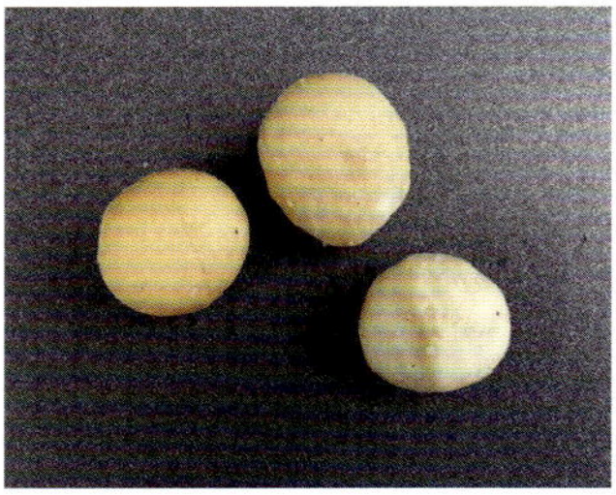

ihrer Heimat Australien ausgeführt und wächst heute auch in Mittel- und Südamerika, Südafrika und China. Die Macadamia ist mit 73 % die fettreichste Nuss, demzufolge ist ihr Eiweißgehalt mit gut 7 % auch gering. Das Fett enthält viel Ölsäure und gilt als herz- und kreislauffreundlich. Besonders gelobt wird ihr Aroma, das sie zu der «Königin der Nüsse» macht.

Zusammenfassend lässt sich sagen, dass Nüsse sehr wertvolle, ergänzende Nahrungsmittel sind, die sich besonders gut mit Getreide und Milch oder Getreide und Obst kombinieren lassen. Ihr konzentrierter Gehalt an Nährstoffen erfordert einen guten Aufschluss durch Kauen oder den Verzehr als Nussmus.

Zucker und natürliche Süßungsmittel

2020/21 verbrauchten die Deutschen 32,5 kg Zucker pro Kopf. Dies entspricht etwa 90 g pro Tag.[31] Viele europäische Nachbarländer konsumieren mehr Zucker. Dabei fällt auf, dass der Verbrauch ansteigt, je kühler das Klima und je industrialisierter das Land ist. Die Schweiz liegt bei 35 kg Zucker pro Jahr und Person. Insgesamt sinkt die Menge an verbrauchtem Zucker in Europa.

Die mittel- und südamerikanischen Länder erzeugen und verbrauchen größere Mengen, teilweise in vollwertiger Form. In den Zahlen ist der direkte Weißzucker und der in Kuchen, Limonaden, Fruchtjoghurts, Kakaofertiggetränken, Konfitüren, Schokolade, Eis und anderen Süßwaren enthalten. Nicht enthalten sind Süßstoffe.

---

31 www.statista.com/statistik/daten/studie/175483/umfrage/pro-kopf-verbrauch-von-zucker-in-deutschland/ (Abfrage Juli 2022)

Um 1825 wurden in Deutschland jährlich nur 2 kg Zucker pro Kopf verbraucht, 1880 dann 8 kg. Anschließend entwickelte sich der Verbrauch rapide. Nur die Weltkriege brachten Einschnitte; eine Sättigung gibt es erst seit den achtziger Jahren des 20. Jh. So stieg in 150 Jahren die Zuckermenge auf das 18fache. Zucker brachte eine Umstellung der Ernährungsgewohnheiten mit sich. Es kam zu einem Rückgang von Getreide, Kartoffeln und Hülsenfrüchten. Dagegen stieg der Verbrauch an tierischen Produkten, Feingemüse und Genussmitteln an.

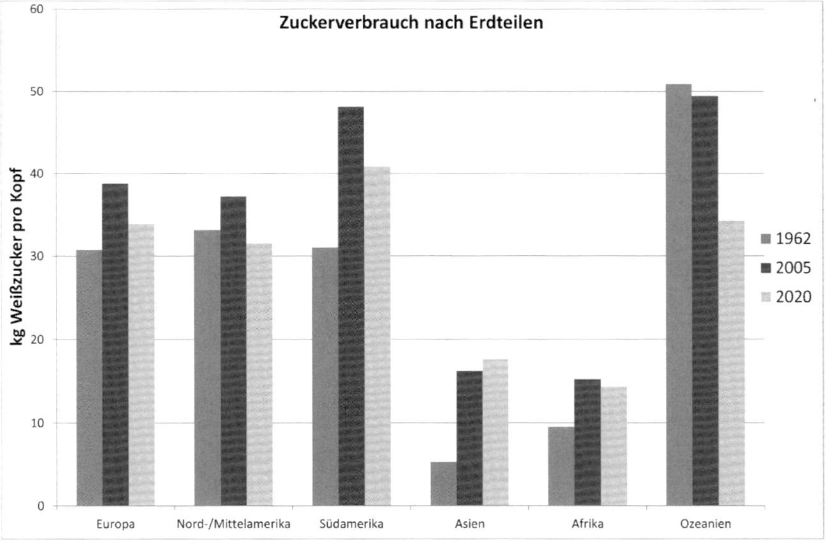

Quelle: https://www.fao.org/faostat/en/#data/FBS

Geschichte der Süßungsmittel

Das erste bedeutsame Süßungsmittel der Menschen war der *Honig*. Den Sumerern und Ägyptern gelang es, die Bienenvölker zu kultivieren; die Imkerei entstand. Die Germanen waren dagegen lange Zeit auf Wildhonig angewiesen. Der Honig galt nicht als Nahrungsmittel, sondern wurde für kultische Zwecke benötigt. So war er Speise der Pharaonen und ihrer engsten Berater, Grabbeigabe für die Toten und Heilmittel bei Verwundungen. Erst viel später wurde Honig auch für breitere Schichten des Volkes verfügbar. Aus dem Mittelalter ist bekannt,

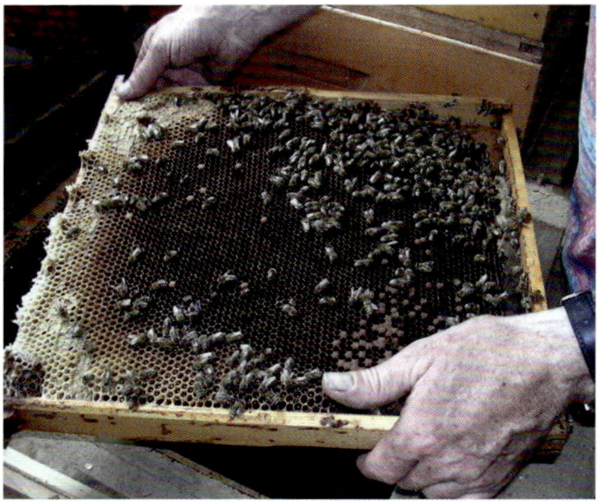

dass die Städte ihren Bürgern auferlegten, Imkereien zu betreiben, um eine kleine Menge Honig abführen zu können.

1930 wurden 250 g Honig pro Kopf verbraucht, 1985 ungefähr 800 g und lag 2019 bei gut einem Kilogramm. Verglichen mit dem Zucker sind dies niedrige Werte. Honig wird von den Bienen erzeugt. Sie sammeln den Nektar der Blüten und wandeln ihn in ihrem Stoffwechsel in Honig um, der in den Waben abgelegt wird. Der Honig stammt von den Blüten der Pflanzen, was seine Leichtigkeit, seine Verdaulichkeit und Verträglichkeit mitbestimmt. Es gibt auch Waldhonig, wo die Bienen die Säfte von Läusen und Zikaden nehmen, die diese aus den Blättern oder Nadeln der Bäume gesogen haben.

Zuckerrohr

Feldherren Alexanders des Großen entdeckten in Indien das *Zuckerrohr*. Es wurde von Priestern gehütet und war wenig verbreitet. Zuckerrohr ist eine Pflanze, die warmes Klima über 20 °C braucht. Sie reift in etwa einem Jahr heran, stellt hohe Ansprüche an Boden und Bewässerung. Der Zuckergehalt des Saftes sinkt nach jeder Ernte, so dass die Pflanzen nach zwei bis vier Ernten erneuert werden müssen. Dann ist auch der Boden ausgelaugt, so dass man neue Plantagen anlegt. Zur Zuckergewinnung wird das Rohr geschnitten und gepresst, der Rohsaft mit Wärme eingedickt.

Nachdem die Pflanze in den Mittelmeerraum gelangt war, begann ihr Siegeszug. Allerdings beginnt hier auch ein Leidensweg für Umwelt und Mensch. Die Böden verarmten, die Wälder holzte man für das Brennmaterial ab, der Grundwasserspiegel sank. So verkarsteten viele Gegenden Ägyptens und Kleinasiens.

Die Araber brachten das Zuckerrohr nach Spanien und auf die damals waldbestandenen Mittelmeerinseln. Auch auf ihnen laugten die Böden aus, die Wälder verschwanden nach und nach. Dann gelangten die Pflanzen durch die Kolonisation nach Mittelamerika. Klima und Boden waren sehr geeignet, nur die Ureinwohner, die Indianer, ließen sich nicht zu der schweren Arbeit auf den Plantagen zwingen. Hier liegt eine Ursache des Sklavenhandels; es wurden Afrikaner nach Mittelamerika verschleppt, dieselben Schiffe brachten Zucker und Rum nach Europa sowie Waren nach Afrika und luden wiederum Sklaven ein. Auch nach der Sklavenbefreiung und der Unabhängigkeit blieben die prekären sozialen Verhältnisse bestehen.

Zuckerrübe

Im 18. Jh. führten die politischen Ereignisse mit der Kontinentalsperre für überseeische Schiffe dazu, dass eine in Mitteleuropa heimische Zuckerart forciert wurde: die *Zuckerrübe*. Um aus ihr Zucker zu gewinnen, waren technisches Können und industrielle Produktion notwendig. In Mitteleuropa entstanden um 1810 die ersten Zuckerfabriken. Bis heute werden Anbau und Produkte der Zuckerrübe subventioniert. Dadurch können die EU-Bauern Zucker anbauen und erhalten einen Preis, der über dem Weltmarktpreis liegt. Rohrzucker vom Weltmarkt wird in begrenzter Menge importiert. Die Zuckerrübe ist mit den Rüben verwandt, ist eine kompakte Wurzel. Ihr Zuckergehalt wurde auf bis zu 30 % gezüchtet.

Zucker und Pflanzenorgane

Honig stammt vom Blütennektar und hat eine Beziehung zum menschlichen Stoffwechsel-System, Waldhonig dagegen zum rhythmischen Bereich wie auch Zuckerrohr. Rübenzucker stammt von der Wurzel und ernährt besonders das Nerven-Sinnes-System.

Es gibt weitere Zucker, die aus anderen Pflanzen stammen wie Zuckerpalme, Agave oder Zuckerahorn. Daneben werden Zuckererzeugnisse aus stärkereichen Früchten gewonnen wie Mais, Maniok, Yamswurzel und als Glukose- oder Fruktosesirup angeboten. Man gewinnt sie durch chemischen Abbau mit Säuren oder mikrobiell aus Stärke und verwendet sie meist in der Lebensmittelproduktion. Zuckeraustauschstoffe wie Xylit aus Holz (Birkenzucker), Sorbit aus Stärke, Inulin oder Erythrit werden vermehrt in Produkten eingesetzt.

Natürliche Süßungsmittel

Pflanzenteil	Süßungsmittel	Herkunft
Wurzel	Zuckerrübensirup	Zuckerrübe, eingedickter Saft
	Topinambursirup	aus Rhizomen, eingedickter Saft
Stängel/ Blatt	Vollrohrzucker	Zuckerrohr, eingedickter Saft
	Ahornsirup	Zuckerahorn, Blattsaft
	Agavendicksaft	Agavenblatt, eingedickter Saft
Blüte	Honig	von der Biene aus Nektar
	Palmzucker	Palmen, eingedickter Saft
Frucht	Obstdicksaft	Fruchtsaft, eingedickt
	Trockenfrüchte	getrocknetes Obst
	süßes Obst	-
Samen	Malzextrakt	aus gemälztem Getreide wie Reis, Gerste oder Mais, eingedickt

Die letzte Stufe in der Geschichte der Süßungsmittel sind die Süßstoffe. Der synthetisch-mineralische Süßstoff stammt aus Erdölprodukten, ist ein nicht dem Lebendigen zugehöriges Produkt und daher ein Fremdstoff für unseren Körper. Süßstoffe sind viel süßer als Zucker. Es gibt auch *pflanzliche Süßstoffe*, die keine Zucker sind, wie Stevia oder die Wunderbeere. So ist die Herstellung von Süßungsmitteln immer «irdischer» und technischer geworden, genauso wie der Abstieg von der Blüte zu Stängel und Wurzel an der Pflanze bis hin zu «fossilen» Pflanzen. [32]

Zucker und Bewusstsein

Süßungsmittel waren früher nur bestimmten Bevölkerungsschichten zugänglich, seit dem 20. Jh. stehen sie allen zur Verfügung. Dies ist kein Zufall, denn unser Nerven-Sinnes-System benötigt Zucker, genauer gesagt Glukose. Dieser innere Zucker wird vom Menschen aus komplexen Kohlenhydraten wie Stärke gewonnen. Es geht schneller und einfacher, wenn man gleich Zucker isst. Er erreicht rasch die Nervenzellen, man

32 Kühne, Petra: Zucker in der Ernährung – mit Aussagen Rudolf Steiners. 3. Aufl. Arbeitskreis für Ernährungsforschung Bad Vilbel 2019

fühlt sich wieder frisch und leistungsfähig und seiner selbst bewusst, allerdings nur kurze Zeit. Nach ein bis zwei Stunden kommt ein Tief, man bekommt wieder Hunger, fühlt sich müde und matt. Beim Genuss komplexer Kohlenhydrate wird dagegen Zucker durch Abbau nach und nach den Zellen zugeführt, so dass eine länger anhaltende Versorgung möglich ist. Je mehr nun die Lebensweise des Menschen dahin tendiert, das Nerven-Sinnes-System zu belasten (Kopfarbeit) und das Bewegungs- und Stoffwechselsystem immer weniger in Anspruch zu nehmen, umso stärker wird das Bedürfnis nach Süßem. Bei einer solch einseitigen Lebensweise steigt der Bedarf an Süßem.

Früher bestand nur in einer kleinen Bevölkerungsschicht der Tagesablauf aus Denken, Organisieren, Regieren: beim Adel oder den Herrschern. Den hohen Zuckerverbrauch kann man daher durch die moderne Lebensweise mit Überbetonung der Nerven-Sinnes-Tätigkeit erklären. Wäre ein Rückgang oder Ersatz des Zuckers ohne Veränderung der Lebensweise möglich? Sicherlich nicht. Aber Ansätze zur Änderung zeigen sich durchaus.[33]

Zucker und Gesundheit

Während manche Forscher Zucker für viele Zivilisationsleiden verantwortlich machen, weisen andere darauf hin, dass man direkte Zusammenhänge zwischen Zucker und Krankheit nicht feststellen könne. Tatsache ist wohl, dass der Zucker als reines isoliertes Produkt mit der Entstehung einzelner Krankheiten oder der Verschlechterung des Allgemeinbefindens zu tun hat, ohne alleinige Ursache zu sein.

Zahnschäden

Besonders in Verbindung mit klebrigen Substanzen oder weißem Mehl erzeugt Zucker durch Säurebildung Karies an den Zähnen. Sorgfältige Mundhygiene hilft dagegen. Wenn Kinder Flaschen mit gesüßten Kindertees lange zur Beruhigung im Mund behalten, wirkt der Zucker intensiv auf die Zähne ein und führt zu Karies bis hin zu Kieferschäden.

Dazu kommt, dass eine zuckerreiche Ernährung den Stoffwechsel belastet und zu einem Mehrbedarf an Mineralstoffen führt. Der Körper

33 Schmidt, Gerhard: Dynamische Ernährungslehre. Bd. 2. St. Gallen 1979, S. 152-159

kann diese aus den Zähnen und Knochen abziehen, es kommt zu weicherem Zahnschmelz und Kariesbildung.

Übergewicht

Der Genuss von zuckerhaltigen Produkten trägt zu einer erhöhten Energieaufnahme bei, da diese Nahrung meist «nebenbei» verzehrt wird. Die Sättigung ist aufgrund fehlender Ballaststoffe gering, man isst zuviel. Das Übergewicht ist Ausgangspunkt vieler zivilisationsbedingter Krankheiten des Herzens, der Gelenke oder auch der Bauchspeicheldrüse. Teile der Bauchspeicheldrüse haben die Aufgabe, das Hormon Insulin zu produzieren. Es wird benötigt, um Zucker aus dem Blut in die Zellen zu transportieren. Bei höherem Zuckerverzehr wird mehr Insulin gebraucht und somit die Bauchspeicheldrüse stärker belastet. Verbunden mit Übergewicht kann dies auslösend für den Diabetes Typ 2 sein, da das Insulin seine Wirksamkeit verliert.

Ferner beinhaltet die zuckerreiche Ernährung zuviel Fett, weißes Mehl sowie Farb- und Aromastoffe, da nicht Zucker pur, sondern Gebäck, Süßwaren oder Limonadegetränke zu sich genommen werden. Durch solche ungesunde Ernährung ist der Körper in seiner Abwehrbereitschaft geschwächt. Man bekommt häufiger Erkältungen, grippale Infekte oder sogar Infektionskrankheiten ernsterer Art.

Geschmacksbeeinträchtigungen

Der Verzehr von süßen Speisen stumpft die Geschmacksnerven ab. Es wird nur noch das Süße, das man vor allem vorn an der Zungenspitze wahrnimmt, geschmeckt. Eine Gewöhnung an sehr süße Speisen tritt ein. Beim Verzicht auf stark Gesüßtes zeigt sich oft, dass der Geschmacksinn regeneriert. Früher genossene, sehr süße Speisen werden dann als unangenehm empfunden.

Probleme der Verdaulichkeit

Zucker verträgt sich schlecht mit ballaststoffreichen Lebensmitteln wie Vollkorngetreide. So führt der gleichzeitige Genuss zu Blähungen, Magendrücken und Völlegefühl. Verzichtet man nicht auf den Zucker, so wird man das Vollkorngetreide absetzen und zum weißen Mehl greifen. Folge ist eine Verschlechterung der Ernährungsqualität.

Störungen des Vitamin- und Mineralhaushalts

Um Zucker abzubauen, benötigt der Körper verschiedene Substanzen wie das Vitamin B_1 und die Spurenelemente Chrom und Zink. Diese Stoffe sind nicht mehr im weißen Zucker vorhanden. Sie werden bei der Herstellung abgetrennt. In natürlichen Süßungsmitteln sind sie teilweise enthalten. Um Zucker abzubauen, muss der Mensch sie entweder mit anderen Nahrungsmitteln zuführen oder aus dem Körper wie den Nerven abziehen. Dies schwächt die Leistungsfähigkeit.

Reduzierung des Zuckerverbrauchs

Wie senkt man seinen Zuckerverbrauch? Man braucht nicht auf alles Süße verzichten, sondern ersetzt Teile des Zuckers durch natürliche Süßungsmittel. *Süßstoffe* werden nicht empfohlen, da sie den Körper mit süßen Geschmack täuschen, dem kein Inhalt folgt. Auch mit *pflanzlichen Süßstoffen* sollte man vorsichtig umgehen. Es bringt viel, wenn zuckerhaltige Erfrischungsgetränke und viele Süßigkeiten weggelassen werden. Man nimmt z.B. Fruchtsaft und Wasser anstelle von Limonade – oder Nüsse und Rosinen anstelle von Süßigkeiten. Bei einer Vollwertküche sinkt das Süßebedürfnis. Aber es geht nicht ohne innere Bereitschaft. Solche Umstellung erfordert Überlegung und kritische Betrachtung der eigenen Gewohnheiten und ihrer Veränderungsmöglichkeiten. Bei den Getränken wie Kaffee oder Tee bleibt oft nur die Akzeptanz des ungesüßten Getränks. Beim Gebäck ersetzen natürliche Süßungsmittel teilweise den weißen Zucker. Man sollte bedenken, dass solche Änderungen von allen Familienmitgliedern mitgetragen werden müssen. Daher ist es günstig, zunächst die Zuckermengen zu reduzieren, ohne gleich auf allen weißen Zucker zu verzichten.

Natürliche Süßungsmittel

Natürliche Süßungsmittel werden im Unterschied zum weißen Zucker nicht von allen Begleitstoffen getrennt, sondern mit Vitaminen, Mineralen, Farb- und Duftstoffen der Rohfrucht gewonnen und weiterverarbeitet. Der Eigengeschmack ist ein positives Qualitätsmerkmal. Ein nur süßes, chemisch reines Produkt hat den Bezug zum Lebendigen verloren. Allerdings erfordert der Eigengeschmack eines Süßungsmittels auch ein Umdenken in der Küche, muss doch der Geschmack bei der Speisenbereitung bedacht werden. So passt Birnendicksaft gut zu einer Quarkspeise. Verwendet man das Süßungsmittel dagegen bei einem traditionellen Gericht wie Honig zum Käsekuchen, so stört der Eigengeschmack. Hier ist der teilraffinierte Rohrohrzucker besser geeignet. Alle natürlichen Süßungsmittel sind teurer als weißer Zucker. Schon deswegen verwendet man sie in geringer Menge. Die Süßungsmittel werden ökologisch erzeugt. Für Zuckerrohr gibt es Projekte, bei denen der Zucker ökologisch und sozialverträglich angebaut wird, teilweise mit dem Fairtrade-Siegel.

Honig

Das bekannteste natürliche Süßungsmittel ist der Honig. Er kommt in vielerlei Qualitäten auf den Markt. Entscheidend ist die Art der Gewinnung, die mit möglichst geringen Temperaturen und ohne chemische Hilfsmittel erfolgen sollte. Ferner ist auf die Herkunft des Nektars zu achten, der die Konsistenz, das Aroma und den Geschmack des Honigs bestimmt. Gute Honige tragen immer die Trachtbezeichnungen wie Lindenblüten- oder Akazienhonig.

Ausländische Honige besonders aus tropischen Gebieten sind oft billiger. Preisunterschiede müssen aber nicht wertbedingt sein, schafft doch ein Bienenvolk im langen tropischen Sommer bis zu 50 kg Honig, heimische Bienen nur 7,5 kg. Deutschland muss schon heute über 80 % seines Honigbedarfs importieren. Gleichzeitig sinkt unsere Honigerzeugung, weil wir durch den Einsatz chemischer Mittel und Monokulturen im Landbau die Nahrungsgrundlage der Bienenvölker zerstören. Honig verliert bei Erwärmung über 40 °C bereits an Wert. Daher ist es Verschwendung, edle Honige zum Backen oder Süßen von Heißgetränken zu nehmen.

Malzextrakt

Malzextrakt wird aus Gerste, Reis oder Mais gewonnen. Man lässt die Gerste keimen, dann wird sie gedarrt, geschrotet und mit Wasser versetzt. Diese Würze, in der die Stoffe der gemälzten Gerste enthalten sind, wird zum Extrakt eingedickt. Malzextrakt ist ein wertvolles Süßungsmittel, hat aber einen intensiven Eigengeschmack. Er eignet sich gut als Brotaufstrich und zum Süßen von bestimmten Gebäcksorten.

Gerste und Reis haben eigene Enzyme, die mit dem Einweichen und Keimen aktiviert werden. Man kann auch durch Zusatz von Enzymen diesen Verzuckerungsprozess durchführen, erhält dann kein solch natürliches Produkt. Glukose- oder Fruktosesirup werden so hergestellt. Anschließend werden die Aromastoffe entzogen, damit das Produkt süß schmeckt, aber keinen Eigengeschmack der Pflanze aufweist.

Zuckerrübensirup

Zur Herstellung wird die Zuckerrübe zerkleinert, gekocht und der Saft ausgepresst. Danach wird er eingedickt und als Sirup bezeichnet. Es finden keine weiteren chemischen Prozesse statt. Zuckerrübensirup ist ein kräftigendes, mineralreiches Süßungsmittel. Sein intensiver Eigengeschmack und seine dunkle Farbe machen ihn für Gebäck und als Brotaufstrich geeignet. Bei Zuckerrübensirup sollte auf biologisch-dynamische oder biologische Herkunft der Rüben geachtet werden.

Obstdicksäfte

Es handelt sich um konzentrierte Obstsäfte, meist von Äpfeln, Birnen oder Trauben. Aus geschmacklichen Gründen sind sie manchmal entsäuert. Sie eignen sich für Quarkspeisen, Kompott und Gebäck. Auch Mischungen mehrerer Fruchtsäfte werden angeboten. Mit Obstdicksaft anstelle von Zucker werden oft Bio-Fruchttrunks gesüßt.

Ahornsirup

Hierfür wird der Saft des Zuckerahorns, eines Baumes, abgezapft und eingedickt. Ahornsirup hat einen milden Geschmack und eignet sich für Gebäck, Pfannkuchen oder Quarkspeisen. Ahornsirup wird vor allem in Nordamerika hergestellt. Pro Baum gewinnt man jährlich 43 l Saft, der etwa 1 l Sirup ergibt. Ahornsirup wird in Qualitätsgrade eingeteilt, wobei AA die beste und D die geringste Stufe ist. Ahornsirup kann auch zu Ahornzucker kristallisiert werden.

Topinambursirup

Topinambur ist ein Korbblütler, mit der Sonnenblume verwandt. Er bildet Rhizome, Wurzelknollen aus, die reich am Kohlenhydrat Inulin sind (s. S. 97). Aus diesen Knollen gewinnt man mit Hilfe von Enzymen Topinambursirup. Er enthält Fruktose (Fruchtzucker) und ist so für Diabetiker verträglich, da für seine Verdauung kein Insulin benötigt wird. Er ist allerdings nicht für Menschen mit Fruktose-Intoleranz geeignet.

Trockenfrüchte

Unter Trockenfrüchten versteht man Früchte, denen das Wasser soweit entzogen ist, dass sie haltbar bleiben. Im Prinzip lassen sich fast alle Obstarten trocknen, die bekanntesten sind Weintrauben, die zu Rosinen, Sultaninen oder Korinthen getrocknet werden. Ferner findet man Apfelschnitze, getrocknete Bananen, Datteln, Feigen, Birnen, Beeren, Aprikosen, Ananas und Mangos im Angebot. Manche konventionelle Ware ist zur Aufhellung und Konservierung geschwefelt, dies muss deklariert sein. Für ökologische Produkte ist das Schwefeln nicht erlaubt. Da Trockenfrüchte mit ihrer Süße auch für Insekten sehr attraktiv sind, werden konventionelle Produkte teilweise begast. Auch dies ist bei Öko-Produkten verboten.

Heimische Trockenfrüchte wie Äpfel, Birnen, Pflaumen oder Aprikosen kann man sich selbst in Dörrapparaten herstellen. Trockenfrüchte eignen sich gut zum Süßen von Kuchen und Gebäck, Marmelade und Müsli. Weicht man sie ein, so erhält man ein süßes Wasser, das wiederum als Süßungsmittel dienen kann. Trockenfrüchte in Kombination mit Nüssen und Ölsaaten ergeben eine wertvolle Kraftnahrung wie Studentenfutter.

Süßes Obst

Dieses ganz natürliche Süßungsmittel sollte nicht vergessen werden. Oftmals lassen sich süße und weniger süße Fruchte kombinieren, so dass kein weiteres Süßungsmittel zugesetzt werden muss. Eigentlich sind süße Früchte das vollwertigste Süßungsmittel, weil sie alle Komponenten der Frucht enthalten. Gerade für Kompotte, aber auch zum Einwecken können süße Früchte gut verwendet werden.

Vollrohrzucker

Rohrzucker wird heutzutage genauso raffiniert wie der Rübenzucker, er kommt ebenfalls als weißer, isolierter Zucker auf den Markt. Lediglich geringe Mengen werden als Zuckerrohrsaft, brauner Rohrzucker oder andere braune Zucker verschiedener Reinigungsstufen verarbeitet. *Vollrohrzucker* wird durch Auspressen des Zuckerrohrs und Eindicken des Saftes gewonnen. Er enthält somit die Bestandteile des Zuckerrohrsaftes, wird nicht raffiniert und ist ein mildes, leicht malzartig schmeckendes Süßungsmittel. Da es gut verträglich ist, kann es auch in der Kleinkinderernährung verwendet werden. Vollrohrzucker gibt es in Demeter- und biologischer Qualität.

Rohrohrzucker und brauner Zucker

Rohrohrzucker stammt aus raffiniertem Zuckerrohrsaft. Er ist etwas gemindert in seinen Inhaltsstoffen, gilt aber als akzeptabel in der Vollwerternährung. Die Bezeichnung «brauner Zucker» dagegen weist auf kein gesetzlich definiertes oder geschütztes Produkt hin. So kann jede beliebige Reinigungsstufe bei der Zuckerproduktion zu braunem Zucker führen. Daher bleibt dem Verbraucher nur übrig, sich genau zu informieren. *Farinzucker* ist ein brauner Rübenzucker, der am Beginn der Raffinade gewonnen wird. Er schmeckt sehr aromatisch und wird deshalb viel zum Backen verwendet. Er ist dem Rohrohrzucker vom Zuckerrohr vergleichbar.

Kräuter und Gewürze

Der Wert der Kräuter und Gewürze besteht in den feinen Aromen, die sich in Wurzel, Blatt, Blüte, Frucht und Samen der betreffenden Pflanzen befinden. Sie werden den Speisen in kleinsten Mengen zugesetzt, beeinflussen aber entscheidend Geschmack und Bekömmlichkeit; Nährstoffe enthalten sie in den verwendeten Mengen nicht. [34]

Geschichte der Gewürze

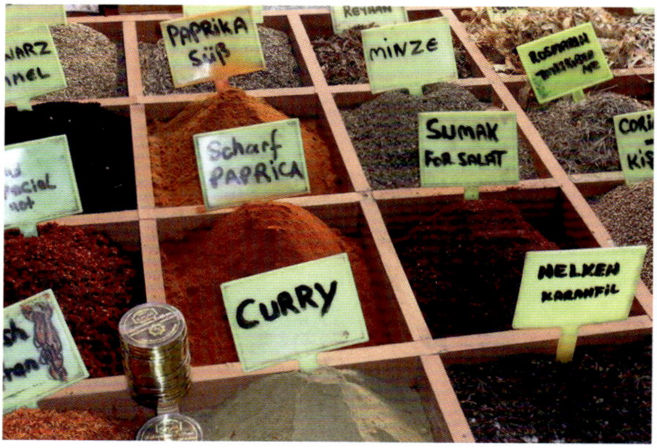

Gewürzvielfalt auf einem türkischen Markt

Gewürze galten immer als ein kostbares Gut. So war es im alten Ägypten den höchsten Kreisen der Priester und Pharaonen vorbehalten, ihre Speisen mit den edlen Gewürzen zu bereichern.

In Griechenland und Rom wurden Gewürze von allen benutzt, aber nur in geringem Ausmaß. Erst die Araber führten die Gewürzkultur wieder auf eine gewisse Höhe. Im Mittelalter begann bei den europäischen Völkern das Bedürfnis nach Gewürzen zu erwachen. Der Handel setzte ein. Bekannt wurden die Gewürzstraßen nach Indien und Afrika. Besonders der Pfeffer erlangte Bedeutung: Er avancierte zum Zahlungsmittel, es gab Pfefferzoll und -zins. Daher ist es nicht verwunderlich, dass in der Regel die Gewürze den reichsten Familien und dem Adel vorbehalten waren. Das einfache Volk hatte keinen Zugang zu den Spezereien; ihm blieben die heimischen Kräuter, die überwiegend als Tee, aber auch als Salzersatz genutzt wurden. Im 19. Jh. erwachte das Interesse im Bürgertum schon des Prestiges wegen, das mit dem Verzehr solch teurer Waren verbunden war. In heutiger Zeit sind Pfeffer, Ingwer, Curry, Paprika, Kapern, Kardamom – all die ehemals kostbaren Gewürze – für jedermann erschwinglich.

34 Kühne, Petra: Gewürze und Kräuter. 2. Aufl. Bad Vilbel 2008

Wirkung der Gewürze

Gewürze bewirken, dass der Mensch in seinem Nerven-Sinnes-System angesprochen und bewusster wird. Eine scharfe, pfeffrige Speise oder ein bitter-süßes Ingwer-Gericht machen wach. Während eine geschmacksarme, ungewürzte Speise oft achtlos gegessen wird, fährt die Schärfe in den Menschen hinein und lässt ihn aufmerken. Von daher sind die Gewürze eine Unterstützung des heutigen Lebens mit seinen vielen Sinneseindrücken, nervlicher Belastung und allgemeiner Kopfarbeit. Viele Menschen können heute nicht mehr fein schmecken, sie sind an eintönige Kost gewöhnt. Gewürze «erziehen» den Menschen, intensiver zu riechen und zu schmecken.

Die Zugehörigkeit der Kräuter zu einzelnen Pflanzenteilen

Samen	Anis, Bittermandel, Bockshornklee, Dillsamen, Fenchel, Kapuzinerkresse, Koriander, Kreuzkümmel, Kümmel, Senf
Frucht	Cayennepfeffer (Chili), Kardamom, Muskatnuss, Paprika, Pfeffer, Piment, Sternanis, Vanille, Wacholder
Blüte	Beifuss, Dillblüte, Gewürznelke, Kaper, Kapuzinerkresse, Lavendel, Macis (Muskatblüte), Ringelblume, Safran, Zimtblüte
Blatt	Basilikum, Berg-, Bohnenkraut, Borretsch, Dill, Eberraute, Engelwurzblätter, Estragon, Gartenkresse, Kerbel, Kresse, Liebstöckel, Lorbeer, Majoran, Melisse, Oregano, Petersilie, Pfefferminze, Pimpernelle, Portulak, Quendel, Rosmarin, Salbei, Schabzigerklee, Schnittlauch, Thymian, Tripmadam, Weinraute, Wermut, Ysop, Zitronengeranie, -kraut, -melisse, -thymian
Stängel	Knoblauch, Schalotte, Zimt (Rinde), Zwiebel
Wurzel	Galgant, Gelbwurz (Kurkuma), Ingwer, Kalmus, Meerrettich, Wurzelpetersilie

Würzkräuter galten immer als stoffwechselanregend, verdauungsfördernd, entwässernd und sogar stimulierend in der Liebe. Die Heilkraft der Würzkräuter ist geringer als die von Heilkräutern oder Heilmitteln, doch genügen geringe Impulse, um fördernd und wohltuend die Ernährung zu beeinflussen. Es wird der Speichelfluss verstärkt und damit die Enzymbildung, so dass die Verdauung der Kohlenhydrate im Mund vollständiger geschieht. Andere, besonders scharfe Gewürze regen den Magensaft an und unterstützen die Eiweißverdauung. Die Bittergewürze aktivieren die Verdauungsdrüsen wie Leber, Galle oder

Bauchspeicheldrüse, so dass sie mehr Säfte und Enzyme in den Darm absondern und die Fettverdauung erleichtern.

Die Wirksamkeit der Kräuter kann mit der Dreigliederung dargestellt werden. Kräuter und Gewürze bestehen aus Duft-, Aroma- und Farbstoffen. Diese Stoffe gehören im weitesten Sinne zu den Fetten wie die ätherischen Öle oder sind komplizierte chemische Substanzen. Solche Stoffe sind der Blüte verwandt. Auch sie strömt Duft aus, bildet keine Nährstoffe, wohl aber Farben. Somit tragen Gewürze ein blütenhaftes Element in sich, egal ob sie von der Wurzel oder einem Blatt stammen. Wie eine Blüte sind sie empfindlich gegen zuviel Licht (Ausbleichen) oder Feuchtigkeit und lieben die Trockenheit. Der blütenhafte Impuls entfaltet sich in Licht und Wärme. Die *Gewürze* gehören etwa gleich häufig zu Wurzel, Blüte, Frucht und Samen. Die *Kräuter* sind Blätter. Bei den tropischen Vertretern gibt es wenige Blattgewürze, dafür Wurzeln, eine Rinde (Zimt), mehrere Blütenknospen und am meisten Früchte.

Tropische und heimische Gewürze

Das Blatt gilt als der mittlere und ausgleichende Teil der Pflanze. Es versorgt sowohl Wurzel als auch Blüte und Frucht. Die anderen Pflanzenteile sind einseitiger. Unter diesem Aspekt lässt sich ein Bezug zum Klima herstellen: Auch das tropische Klima ist extremer mit seinem Sommer- und Winterhalbjahr, die ausgleichenden mittleren Jahreszeiten der gemäßigten Klimabereiche fehlen.

So sind auch die Wirkungen der tropischen Gewürze viel intensiver als die heimischen Gewürze. Hier finden wir sehr bittere, scharfe und süße Geschmacksrichtungen. Ursache dieser stärkeren Wirkung ist meist die innere Wärme, die diese Gewürze in sich tragen. Sie wurde von der Sonne eingestrahlt. Viele tropische Gewürze wie Muskatnuss, Sternanis und Zimt enthalten Öle, die wie verdichtete Wärme sind. Tropische Gewürze sollten eher sparsam verwendet werden, da sie stark aromatisieren.

Die heimischen Gewürze weisen eine breite Palette an Aromen auf. Es gibt bittere wie Löwenzahn, säuerliche wie Petersilie, scharfe wie Meerrettich, fruchtige wie Zitronenmelisse, süßliche wie Lavendel, süße wie Anis, herbe wie Estragon und ölige wie Thymian oder Majoran.

Ungefähr 25 Pflanzenfamilien kommen vor. Dabei sind die Wildkräuter, die auch zu Würzzwecken verwendet werden, nicht miterfasst.

Die Zugehörigkeit der Gewürze zu den Pflanzenfamilien

Dickblattgewächse	Tripmadam
Doldenblütler	Anis, Dill, Fenchel, Kerbel, Koriander, Kreuzkümmel, Kümmel, Liebstöckel, Petersilie
Eisenkrautgewächse	Eisenkraut, Zitronenstrauch
Hülsenfrüchte	Bockshorn-, Schabzigerklee
Ingwergewächse	Galgant, Gelbwurz (Kurkuma), Ingwer
Kaperngewächse	Kaper
Kapuzinergewächse	Kapuzinerkresse
Korbblütler	Beifuß, Currykraut, Eberraute, Estragon, Kamille, Ringelblume, Wermut
Kreuzblütler	Brunnenkresse, Kresse, Löffelkraut, Meerrettich, Rucola, Senf
Lippenblütler	Basilikum, Berg-, Bohnenkraut, Oregano, Lavendel, Majoran, Melisse, Pfefferminze, Quendel, Rosmarin, Salbei, Thymian, Ysop, Zitronenmelisse
Lorbeergewächse	Kampfer, Lorbeer, Zimt
Muskatgewächse	Muskat, Macis
Myrtengewächse	Gewürznelke, Piment
Nachtschattengewächse	Paprika, Cayennepfeffer
Orchideengewächse	Vanille
Pfeffergewächse	Pfeffer
Portulakgewächse	Portulak, Postelein
Raublattgewächse	Borretsch
Rautengewächse	Weinraute
Rosengewächse	Bittermandel, kleiner Wiesenknopf
Schwertliliengewächse	Safran
Sternanisgewächse	Sternanis
Süßgräser	Zitronengras
Zwiebelgewächse	Bär-, Knob-, Schnittlauch, Schalotte, Zwiebel
Zypressengewächse	Wacholder

Lippenblütler

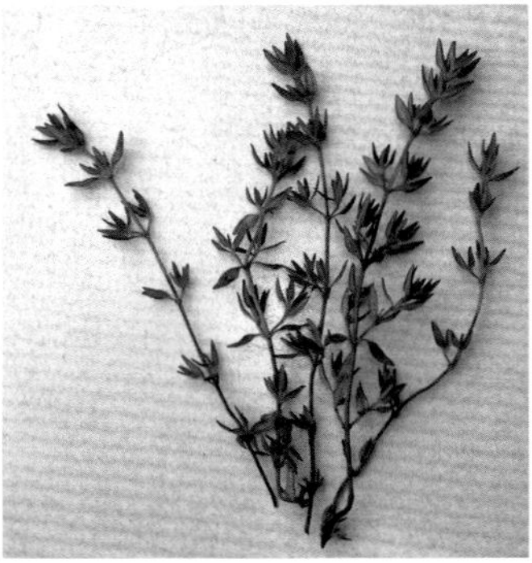

Thymian

Die Lippenblütler sind eine Familie, die das Wärmehafte in sich hineingeholt hat. Man findet einen Reichtum an ätherischen Ölen, Harzen und Wachsen, die sich in den Blättern konzentrieren. Die Blattform der Lippenblütler reicht von der nadelig-spitzen des Thymian bis zur breiten einer Melisse. Je kleiner und zusammengestauchter das Blatt ist, umso stärker konzentriert sich das Aroma. So intensiv-scharf das spitze Rosmarinblatt ist, so mild wirken dagegen Salbei oder Melisse. Den Namen haben die Lippenblütler von ihren Blüten: Sie zeigen tierähnliche Formen wie Lippen oder solche, die sogar einem Bienenkopf ähneln: So sind sie wie geschaffen, den Bienen Nektar zu spenden. Melisse bedeutet im Griechischen «Biene». Lippenblütler helfen verdauen und «wärmen», eignen sich gut zu Suppen und Getreide wie die Kombinationen Gerste und Thymian oder Hafer und Bohnenkraut. Sie wirken auf das Blut wie Rosmarin, beruhigend wie Melisse und Lavendel; Thymian und Quendel (wilder Thymian) beugen Erkältungen vor. Salbei wirkt auf die Atmungsorgane, das scharfe Bohnenkraut regt an, steigert den Appetit und hilft Eiweiß zu verdauen. Etliche Lippenblütler haben ihre Heimat im Mittelmeergebiet, wo sie in heller und warmer Atmosphäre ihre typischen Aromen ausprägen. Obwohl die Lippenblütler wärmen wie viele tropische Gewürze, unterscheiden sie sich von diesen. Sie sind leichter, «kosmischer» und nicht so massiv. Von daher eignen sie sich als Heilpflanzen und Kräutertees. Nicht umsonst verwendet man in der Küche der Mittelmeerländer viele Lippenblütler wie das «Pizzagewürz» Oregano oder die Würzmischung «Herbes de Provence» (Kräuter der Provence). Lediglich Minzen und Melisse haben ihre Heimat bei uns. Sie werden als Tee verwendet, sind aber auch als Gewürz geeignet wie Zitronenmelisse an Salaten oder die Pfefferminzsoße der englischen Küche.

Doldenblütler

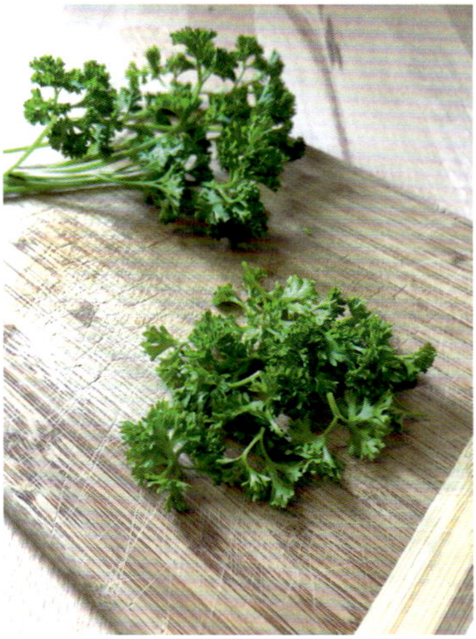
Petersilienstängel

Diese Familie hat ihren Namen von der Blütenform. Jeder kennt die weißen oder gelben Dolden, die man auf vielen Wiesen findet. So aufgelockert und luftig wie die Blüte sind auch die Blätter gestaltet. Selbst der mächtige Engelwurz hat noch gefiederte Blätter und einen hohlen, luftgefüllten Stängel. Die Doldenblütler vermitteln Lockerheit und Leichtigkeit. Sie helfen bei der Verdauung von Kohlenhydraten, bringen einen gestörten Luftstoffwechsel im Verdauungssystem wieder in Ordnung. Die meisten sind Samen mit dünner Fruchtschale wie *Anis, Koriander, Fenchel, Kümmel, Kreuzkümmel*. Von einigen wenigen verwendet man die Blätter wie *Engelwurz oder Petersilie;* vom *Dill* nutzt man alle oberirdischen Teile: Blätter für Salate, Blüte und Samen im Einlegwasser für Sauergemüse und Kräuteressig. Dill lockert wie alle Doldenblütler und erleichtert die Verdauung bei schweren Speisen wie Pilzgerichten. Ferner helfen die Samengewürze, die Atmungswege freizuhalten (z.B. *Anistee*).

Die Doldenblütler fördern den Flüssigkeitsorganismus und alle Drüsentätigkeit. So besteht ein Milchbildungstee für Stillende hauptsächlich aus Anis, Fenchel und Kümmel. Teilweise wirken Doldenblütler auch lindernd bei Ohren- und Zahnschmerzen, indem sie wie Petersilie den «Luftdruck» regulieren. Fenchel hat eine harntreibende Wirkung. In der Ernährung verwendet man die Doldenblütler vor allem für Gerichte aus Getreide, Hülsenfrüchten und Pilzen.

Korbblütler

Diese Familie bezeichnet man gern als Krönung der Blütenpflanzen. Ihre großen, ausdrucksvollen Blüten setzen sich aus vielen Einzelblüten zusammen. Dieser Blühimpuls bestimmt auch eine der Hauptwirkungen: Sie helfen, schwere Speisen zu lockern, indem sie die Verdauungsdrüsen anregen. Viele Korbblütlergewürze sind bitter wie *Löwenzahn, Eberraute* und *Wermut*. Man setzt sie gern Kohlgerichten, aber auch fetten Fleischspeisen zu wie *Beifuss* oder *Wermut*. Die Bitterstoffe regen Galle und Leber zur Tätigkeit an. Ringelblumen-Blütenblätter werden als Ersatz für Safran und zum Färben von Fleisch-, Fisch- und Geflügelgerichten genutzt.

Kreuzblütler

Diese Pflanzenfamilie hat eine besondere Beziehung zum Schwefel. Er findet sich eingelagert in Wurzeln wie bei *Meerrettich*, Blättern wie bei *Kresse* oder *Rucola* und Samen wie bei *Senf*. Dementsprechend erleichtern scharfe Gewürze den Eiweißabbau, indem sie die Magensäure «locken». Kreuzblütler werden allen Speisen zugesetzt, die ein kompaktes Eiweiß aufweisen: Kohl, Fleisch, Fisch, Geflügel und Pilze. Interessant ist, dass Kohl zu derselben Familie gehört, die damit einerseits ein schwer verdauliches Eiweiß hervorbringt, andererseits die Gewürze schafft, die es verdauen helfen. Senf kann als Samen mitgekocht werden. Oft verwendet man ihn fertig als Tafelsenf. *Rucola* oder Rauke ist eine sehr alte Salat- und Würzpflanze. Heute baut man sie in Asien, Südrussland, dem nahen Osten, Nordafrika und den Mittelmeerländern an. In Mitteleuropa war die Rauke lange Zeit vergessen, erst mit der Beliebtheit der Mittelmeerküche wurde sie wiederentdeckt. Der Name Rucola weist auf die Erucasäure, eine Fettsäure, die in Kreuzblütleröl vorkommt.

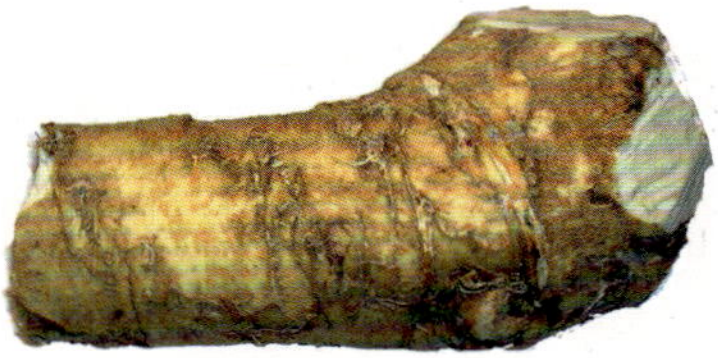

Zwiebelgewürze

Diese einkeimblättrige Pflanzenfamilie besteht aus einem Wurzelspross, der Zwiebel, den Blattstängeln und einer einfachen Blüte. Die Kräfte sammeln sich in den Zwiebeln. Auch bei diesen Gewürzen wirkt ein Schwefelprozess, aber er ist mit dem Flüssigen verbunden. Zwiebelgewürze werden fetten und schweren Speisen, oftmals auch Rohkost zugesetzt. Sie wirken vorbeugend gegen Erkältungen, stützen die Atmungsorgane, desinfizieren sogar und beugen bakteriellen Vergiftungen vor. Daneben helfen sie, gut zu verdauen. *Schnittlauch* und *Scha-*

lotten zählen zu den etwas milderen Zwiebelgewächsen. *Knoblauch* ist eine der ältesten Gewürzpflanzen. Er besteht nicht aus einzelnen Schalen wie die Zwiebel, sondern aus mehreren voneinander abgetrennten Zehen. Seine schwefelhaltigen Öle sind so konzentriert, dass der Mensch sie bei reichlichem Genuss sogar durch die Haut ausscheidet.

Seit einigen Jahren ist der wild wachsende, inzwischen auch kultivierte *Bärlauch* in Mode gekommen. Er schmeckt ähnlich wie Knoblauch, hat seine Geruchsstoffe aber in den Blättern konzentriert. Man erntet die Pflanzen, die gern im Schatten unter Laubbäumen wachsen, von März bis Mai vor der Blüte. Bärlauch wird zu Brotaufstrichen, Suppen, Soßen, Pesto oder Kräuterbutter verwendet.

Nachtschattengewürze

Zu dieser Familie gehört eines der am häufigsten verwendeten Gewürze: *Paprika*. Es gibt ihn als milden Rosenpaprika oder in seiner pfeffrig-scharfen Version als *Cayennepfeffer* oder *Chili*. Paprika stammt von den getrockneten Früchten, die vermahlen werden. Es gibt mehrere Schärfegrade. Seine Schärfe regt an, alles Schwere wie Fett oder kompaktes Eiweiß leichter zu verdauen, er hebt sozusagen das Träge auf. Deshalb verwendet man ihn gern, um Gerichte wie Reis, Gurken oder Nachtschattengewächse wie Aubergine, Tomate oder Kartoffel aromatisch zu beleben. Paprika wirkt in Luft und Wärme. Dämpft man ihn nicht durch flüssige oder träge Speisen, so wühlt er den ganzen Körper und den Flüssigkeitshaushalt auf. Deswegen sollte dieses starke Gewürz entsprechend dosiert werden. Die Chilifrüchte enthalten mit 0,6 bis 0,9 % viel mehr von dem Alkaloid Capsaicin als Paprika mit nur 0,3 bis 0,5 %. Chilies werden als Einmachgewürz und als Bestandteil von Curry verwendet.

Lorbeergewürze

Zu dieser Familie zählen die Gewürze *Lorbeer* und *Zimt*. Zimt ist das einzige Gewürz, das aus einer Rinde gewonnen wird. Lorbeer ist von seinen lederartigen Blättern her bekannt und gilt als Pflanze der Sieger (Lorbeerkranz). Auch das Zimtlaub ist immergrün und hart. Die Lorbeergewächse, selber bis ins Laub verhärtet, haben die blütenhaften Aromen ganz in sich hineingeholt. Sie enthalten Öle, etwas Bitterstoffe und Gerbstoffe. Letztere fördern ein stärkeres Zusammenziehen, ordnen den Flüssigkeitshaushalt und beugen Blutungen vor. Das intensive Aroma wirkt stark in die Substanz hinein. Daher regen diese Gewürze auch den Appetit an. Lorbeer wird zu Fleisch und Fisch, aber auch zu Soßen gegeben. Zimt gilt als Süßgewürz, das in Backwaren, Apfelmus, Obstkompotten oder Süßspeisen verwendet wird. Man nutzt auch die im Aroma schwächere Zimtblüte. Den wertvolleren Ceylon-Zimt oder Kaneel unterscheidet man vom chinesischen Cassia-Zimt, einem der ältesten Gewürze, das schon 2700 v. Chr. in chinesischen Dokumenten erwähnt wird. Zimt senkt leicht den Blutzucker, enthält jedoch Cumarine. Daher sollte man das Würzen auf normale Mengen beschränken.

Myrtengewürze

Hierzu zählen *Gewürznelken* und *Piment*. Die Gewürznelke ist die getrocknete Blütenknospe, Piment eine unreif geerntete und getrocknete Frucht. Die Myrtengewächse sind immergrün, mit lederartigen Blättern. Beide Gewürze haben einen brennend-pfeffrigen Geschmack und enthalten viel Öl (ätherische Öle bis 25 %), Harze und auch Gerbstoffe. Sie wirken appetitanregend, vermögen fett- und eiweißreiche Speisen zu lockern und straffen den Stoffwechsel des Menschen. Meist werden sie mitgekocht. Piment wird zur Wurstherstellung und für die Weihnachtsbäckerei verwendet. Gewürznelken gibt man Kohl- und Fleischgerichten bei; wegen ihres hohen Ölgehaltes finden sie auch bei der Parfümproduktion Verwendung.

Pfeffer

Der *Pfeffer* ist eines der bekanntesten und gebräuchlichsten Gewürze. Ein Pfefferstreuer steht in jedem Restaurant auf dem Tisch. Der Pfefferstrauch ist eine Kletterpflanze, die keine eigene Aufrichtekraft besitzt. Pfeffer enthält das Alkaloid Piperin, das für die Schärfe und Intensität des Geschmacks verantwortlich ist. Er wirkt appetitanregend und verdauungsfördernd und wurde deshalb als Heilmittel eingesetzt. Schwarzer Pfeffer stammt von den unreifen Früchten, weißer von den reifen, fermentierten. Der schwarze Pfeffer ist wesentlich stärker und intensiver in Aroma und Geschmack. Zu viel Pfeffer ist vor allem für leicht erregbare Menschen nicht zu empfehlen.

Vanille

Die *Vanille* ist die einzige Nutzpflanze der Orchideengewächse. Kaum eine andere Familie begeistert die Menschen so sehr wie die Orchideen. Man findet bei diesen tropischen Gewächsen Blüten in unglaublicher Größe und Schönheit. Orchideen leben im Blühen und Duften. Die Vanille hat eine recht einfache Blüte. Sie ist eine Kletterpflanze, lebt ganz im Luftigen. Ihre Kapsel ist das eigentliche Gewürz. Der Würzstoff, das Vanillin, ist ein Glykosid. Vanille ist empfindlich gegen Licht und Luft wie eine Blüte. Sie wird Back- und Süßwaren, Schokolade und Süßspeisen zugesetzt. Erhältlich sind die Vanilleschoten und gemahlene Vanille. Beide haben durch die Fermentation eine dunkle Farbe. Vanillin ist der wichtigste Aromastoff von Vanille. Es wird heute aus Reiskleie, Kartoffeln u. a. gewonnen oder synthetisch hergestellt. Vanillin hat eine gelbe Farbe im Gegensatz zur natürlichen Vanille.

Ingwergewürze

Diese Familie gehört wie die Zwiebelgewächse und Orchideen zu den einkeimblättrigen Pflanzen. Die Ingwergewächse haben viele Gewürze hervorgebracht, feurige, aber erdhafte Gewürze, denn es sind Rhizome, wenngleich oftmals die ganze Pflanze von dem Aroma durchzogen ist. Neben der feurigen Schärfe bringen sie auch intensive Farben hervor wie *Ingwer* und *Kurkuma*. All dies deutet auf die Wärmeprozesse, die sich in die Wurzel verlagert haben. Die feurige Süße des *Ingwers* regt die Verdauung an und hilft Kohlenhydrate abzubauen. Ingwer wird für Backwaren, Suppen, Soßen genutzt. Gelbwurz oder Kurkuma ist der Hauptbestandteil des *Curry,* einer Würzmischung, in der Paprika, Pfeffer, Koriander, Ingwer, Senf, Muskatnuss, Zimt, Kardamom und Piment enthalten sind. Curry ist wie kein anderes Gewürz geeignet, Reis zu beleben und dessen Kohlenhydrate zu lockern. Er stützt Leber und Galle und beugt den heute so verbreiteten Verdauungsschwächen vor. *Kardamom* ist ein bekanntes Kuchengewürz. Es wirkt anregend und magenstärkend. *Galgant* wird ähnlich wie Ingwer verwendet, ist jedoch mehr in seinen Ursprungsländern verbreitet.

Verwendung von Gewürzen

Gewürze, die sich intensiv mit der Speise verbinden sollen, fügt man am Beginn des Garens zu. Würzt man dagegen erst kurz vor dem Verzehr, so behalten die Gewürze mehr ihren Eigencharakter und wirken stärker auf den Menschen. Ganze Samen werden immer am Beginn des Garens zugegeben, damit sie aufgeschlossen werden, gemahlene Gewürze und zarte Kräuter am Schluss. Man kann Samengewürze auch mahlen und zum Schluss zugeben, wenn ihr Eigenaroma stärker hervortreten soll. Die heimischen Gewürze werden am besten als frische Kräuter verwendet. Frische Kräuter können an der Luft getrocknet werden. Sie sollten dunkel, möglichst in Gefäßen gut verschlossen aufbewahrt werden. Tropische Gewürze erhält man oft im ganzen: Ingwerwurzel, Vanilleschote, Muskatnuss, Pfefferkörner, Piment und Nelken. Es ist wichtig auf die Qualität zu achten. Große Unterschiede gibt es beim Anbau und dem Vorratsschutz. Inzwischen sind alle Gewürze in biologischer Qualität erhältlich, dabei ist nicht nur der Anbau geregelt, sondern auch Vorratsschutzmaßnahmen wie Begasung verboten.

Kräuter und Gewürze begleiten die Menschheit schon lange, sie haben für viele den Reiz von etwas Geheimnisvollem, werden mitunter geradezu verehrt. An der Art, wie sie verwendet werden, zeigt sich, ob ein Koch oder eine Köchin wirklich die Kunst des Kochens beherrscht und damit auch einen gewissen Einblick in die Geheimnisse der Natur hat.

Das Wasser

Alles ist aus dem Wasser entsprungen
alles wird durch das Wasser erhalten
Was wären Gebirge, was Ebenen und Welt?
Du bist es, der das frischeste Leben erhält!

Goethe, Faust

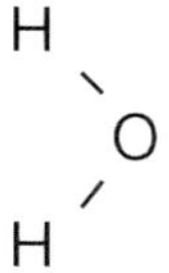

Wasser ist die Grundlage des Lebens auf der Erde. Ohne Wasser gäbe es keine Zelle, keinen Organismus. Selbst die Steine enthalten noch Spuren. Ein Neugeborenes hat über 90 % an Wasser in seiner Körpersubstanz. Bei den Lebensmitteln haben Früchte 95-98 % Wasser; Samen noch 8-9 %. Sogar getrocknete Lebensmittel enthalten Wasser; erst das Verkohlte ist frei davon.

Was ist Wasser? Chemisch betrachtet, besteht es aus den zwei Gasen Wasserstoff und Sauerstoff. Der Wasserstoff ist das energiereichste Element, er ist so leicht, dass er sich kaum auf der Erde findet. Der Sauerstoff ist das Element, das die Lebewesen für die Atmung brauchen. Beide Elemente verbinden sich zu dem verwandlungsfähigen und bedeutsamen Stoff Wasser. Es ist bei normalen Temperaturen flüssig, erstarrt bei Minusgraden zu Eis und verdampft bei 100 °C. Es löst feste Stoffe auf und transportiert sie. Es dient Pflanzen, Tieren und Menschen bei der Wärmeregulation. Dazu kommt eine Eigenschaft, die über das Stoffliche hinausreicht: Wasser ist beweglich. Schon die einzelnen Wassermoleküle befinden sich in ständiger Bewegung, auch wenn man dies mit bloßem Auge nicht sehen kann. Selten erlebt man Wasser in völliger Ruhe. Es stürzt als Gebirgsbach über Felsen herunter und verbindet sich mit Luft und Wind; es rollt und spritzt in Meer und Gischt, es strömt träge dahin oder zerstäubt in Fontänen. Wasser und Bewegung gehören zusammen und je nach Beweglichkeit des Wassers verändert sich auch die Qualität. Frisches Quellwasser schmeckt anders als Wasser aus einem stehenden Gewässer.

Auf der ganzen Welt gibt es mit Meeren und Eisgletschern 1,4 Mrd. km^3 Wasser. Davon sind nur 2,6 % Süßwasser.

Vorkommen des Wassers

Nach der Herkunft unterscheidet man *Oberflächenwasser*, das sich in Flüssen, Seen oder Speichern befindet, *Quellwasser*, das aus unterirdischen Quellen an die Erdoberfläche tritt, und *Grundwasser,* das durch Brunnen und Bohrungen vom Menschen aus der Erde hervorgeholt wird. Je nach Herkunft des Wassers ändert sich auch die Qualität. Grundwasser ist entscheidend von den Gesteinen und Erden geprägt, durch die es geflossen ist; Oberflächenwasser wird durch die Bewegung des Flusses oder Sees, durch seine Sauberkeit und biologische Kraft mitgeprägt.

Die einzelnen Regionen Deutschlands versorgen sich unterschiedlich mit Wasser. Während in Berlin fast zu 100 % Grundwasser verwendet wird, nutzt Baden-Württemberg 31 % Oberflächenwasser vor allem vom Bodensee, Nordrhein-Westfalen sogar 60 % (Rhein, Stauseen). Insgesamt wird in Deutschland der Bedarf zu 62 % aus Grund-, 10 % aus Quell- und 28 % aus Oberflächenwasser gedeckt. Dabei wird Wasser immer weniger aus lokalen Quellen und mehr aus großen Zentralanlagen geholt. In den Ballungsgebieten existieren große Wasserfernleitungen; da ein steigender Verbrauch befriedigt werden will.

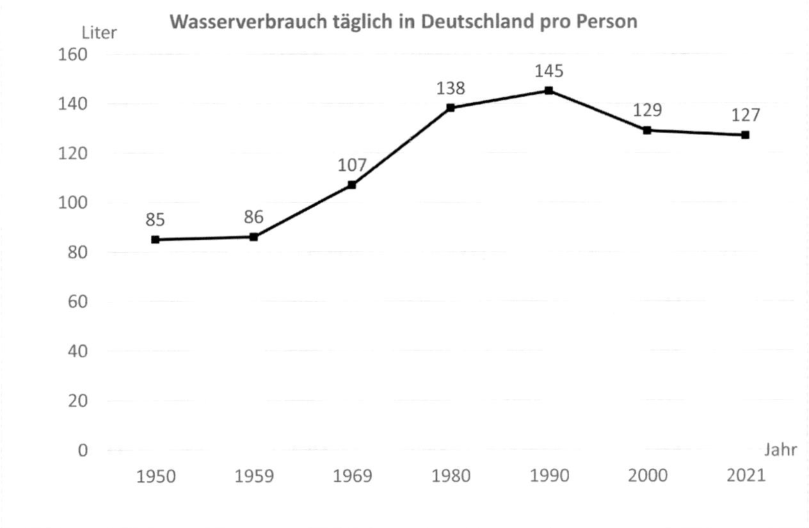

Quelle: www.statista.com

Außerdem müssen heute viele Maßnahmen zur Wasserreinigung vorgenommen werden. Die Investitionskosten für die dafür notwendigen Maschinen und Anlagen übersteigen oftmals die Möglichkeiten der kleinen Wasserwerke. Es findet also ein Konzentrationsprozess statt, bei dem große Anlagen übrig bleiben. Damit wird das Wasser immer zentraler und entfernter von den Menschen gewonnen und aufbereitet. Früher wusste man noch von der Beziehung des Wassers und der Erde zu den Menschen vom Wohnort. Dazu gehört, dass Wasser charakteristisch geprägt ist z.B. durch den Kalkgehalt der Gegend. Trank der Mensch dieses Wasser, so erlebte er eine gewisse Einheit mit der Umwelt. Heute erhalten die Menschen weit auseinander liegender Regionen das gleiche Wasser, das durch die Aufbereitung in seinen Inhaltsstoffen genormt und standardisiert ist. Darin zeigt sich ein Aspekt der Vereinheitlichung, der Lösung von Bindungen, den man auch in vielen anderen Bereichen beobachten kann. Heute besteht die Gefahr der Kommerzialisierung des Allgemeingutes Wasser durch Privatisierungen.[35] Wasser muss aber allen Menschen zu erschwinglichen Preisen zur Verfügung stehen. Selbstverständlich sollte es nicht verschwendet werden, denn Wasserknappheit ist in vielen Weltgegenden ein Problem.

Wasser besitzt eine Selbstreinigungskraft, so dass es eine normale, jedoch keine übermäßige Verschmutzung beseitigen kann. So klärt sich das Wasser eines Flusses nach Regenfällen oder der Schneeschmelze. Wie geschieht diese Reinigung? Das Wasser existiert in der Natur nicht statisch. Es befindet sich nicht nur in Bewegung, sondern es wechselt seinen Aggregatzustand. Der Kreislauf vollzieht sich regelmäßig:

Verdunstung	↑	Wolkenbildung z. T. Gefrieren Wasserdampf	↓	Luft Niederschlag: Regen, Schnee
Versickern	↓	Oberflächenwasser: Meer, See, Fluss Grundwasser	↑	Quellen Erde

35 Loewe, Jens: Das Wasser-Syndikat. Über die Verknappung und Kommerzialisierung einer lebensnotwendigen Ressource. Dornach 2007

Das Oberflächenwasser steigt als Wasserdampf zum Himmel auf, bildet dort Wolken, teilweise gefriert es in den höheren Luftschichten. Dann kommt es als Niederschlag wie Regen, Schnee oder Hagel wieder auf den Boden zurück. Ebenso existiert ein Kreislauf im Erdinneren. Das Wasser versickert von der Oberfläche, je nach der Durchlässigkeit der Erdschichten. Dabei erfolgt eine Reinigung. Das Grundwasser tritt wieder durch Quellen an die Erdoberfläche oder wird vom Menschen durch Brunnen oder Pumpen heraufgeholt. Daneben findet durch Lebewesen und Minerale eine Reinigung in den Gewässern statt. Das Wasser weist sogar eine Beziehung zu den Kräften des Mondes auf. Der Rhythmus dieses Gestirns prägt die Gezeiten. Planetenkräfte spiegeln sich in den Wasserbewegungen wider. Der Wasserkreislauf beeinflusst die Wasserqualität. So ist das Grundwasser abhängig von Erde und Gestein, das Niederschlagswasser von der Luft. Schon Hippokrates (460 v. Chr.) wusste von Wasserqualitäten, denn er betonte, wer richtige Untersuchungen über die ärztliche Kunst anstellen wolle, müsse auch die Wirkungsweise der Gewässer betrachten. Man habe darauf zu achten, ob man sich sumpfigen, weichen oder harten, vom Himmel oder Gebirge kommenden Wassers bediene. Denn auf das Wasser komme es an, wenn man gesund sein wolle. Damit war nicht nur die stoffliche Qualität gemeint, sondern auch die Einflüsse, die das Element des Luftigen, der Wärme oder des Festen-Erdhaften ausübt. Diese Einflüsse lebendiger Art werden heute meist unterschätzt.[36]

Reinheit des Wassers

Das Problem der Verschmutzung

Der natürliche Wasserkreislauf führte zu erneuertem, sauberem Wasser, bis der Mensch durch intensive Nutzung ein Ungleichgewicht schuf. Heute ist der Regen von der Luft verschmutzt, das Grundwasser durch Schadstoffe im Boden belastet, viele Gewässer durch Abwässer geschädigt. Auch in früheren Jahrhunderten gab es Wasserverschmutzungen, nur traten sie nicht gehäuft und kompliziert auf wie heute.

Die ersten gravierenden Trinkwasserverschmutzungen größeren Ausmaßes, die als solche erkannt wurden, gab es im 19. Jh. und Anfang des 20. Jh.: Krankheitskeime wurden durch das Trinkwasser verbreitet.

---

36 Bartholomew, Alick: Das Verborgene der Natur. Die wegweisenden Einsichten von Viktor Schauberger. München 2006

1829 starben in Hamburg 8500 Menschen an Cholera, 1901 gab es in Gelsenkirchen 2600 Typhusopfer. Diese Epidemien führten dazu, dass das Wasser «aufbereitet» wurde. Die ersten Entkeimungsanlagen in den Wasserwerken entstanden. Neben der Keimarmut stellt man verschiedene weitere Ansprüche an das Trinkwasser: Es soll geruch- und geschmacklos, klar, kühl und farblos sein. Ferner soll der Anteil an gelösten Stoffen, Salzen in Grenzen gehalten werden, so dass kein Fremdgeschmack oder gar gesundheitliche Beeinträchtigungen auftreten. Die Anforderungen sind gesetzlich in der *Trinkwasserverordnung* geregelt. Sie sind wichtig, aber die Eigenschaft des Wassers, die Bewegung, das eigentlich Lebendige, ist damit nicht erfasst.

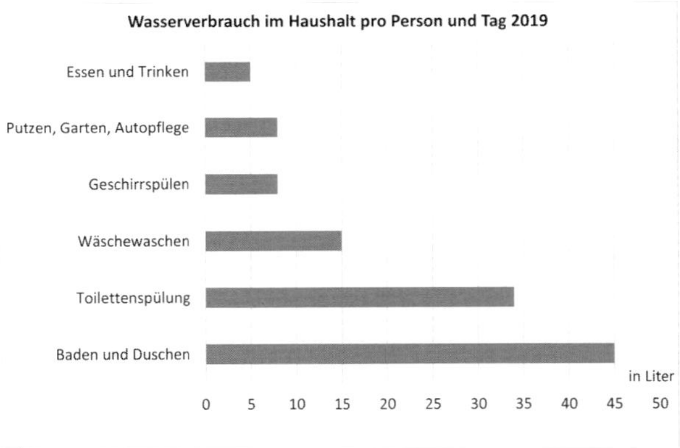

Quelle: Umweltbundesamt und Statistisches Bundesamt

Die wachsenden Großstädte benötigen neben großen Mengen an Wasser auch enorme Verteilungssysteme wie Rohre, Pumpen, Abwasserkanäle. Daraus ergeben sich technische Probleme, denn das Wasser darf zum einen keine Mineralstoffe enthalten, die das Material der Rohre angreifen, zum anderen muss es durch Druck in die Leitungen der Wohnblöcke steigen. Wo das natürliche Gefälle nicht ausreicht, helfen Pumpen, das Wasser hochzutreiben. Dadurch erhält das Wasser eine andere «Bewegungs-Qualität». Ein Flusslauf ist durch Windungen und Schleifen gekennzeichnet; erst der durch Menschenhand geschaffene Kanal verläuft gerade. Rohre werden auch gerade verlegt; bei Richtungsänderungen herrscht der rechte Winkel vor; die Rohrwände sind glatt. Solche Formen kennt die Natur nicht. Das Wasser wird in eine ihm fremde Hülle gepresst. Es verliert seine innere Dynamik. Heute erhalten fast alle Menschen Trinkwasser, das die natürliche Bewegung entbehrt. Auch in Flaschen abgefülltes Wasser wirkt nicht besser, da es vorher durch Rohre hoch gepumpt wurde.

Die Wasseraufbereitung

Die Wasseraufbereitung des Trinkwassers in Kläranlagen beginnt mit der Entfernung von *groben Verunreinigungen*, die durch Rechen und Kämme zurückgehalten werden. Dann erfolgt ein Absetzen von Schwebeteilchen. Das Wasser wird in Becken geleitet und wenig bewegt.

Der zweite Schritt ist die *Filtration* wie in der Natur. So fließt Wasser am Ufer langsam durch die Erde. Bei der Aufbereitung imitiert man die natürliche Bodenfiltration, nimmt aber Schnellfilter, bei denen die Fließgeschwindigkeit 40-50 mal so hoch ist. Damit ändert sich die dynamische Qualität der Reinigung.

Anschließend wird das Wasser *belüftet*, um unerwünschte Gase wie Schwefelwasserstoff oder Kohlendioxid aus dem Grundwasser zu treiben und den Sauerstoffanteil zu erhöhen. Es folgt die Entfernung von Eisen und Mangan, da diese Metalle den Geschmack beeinträchtigen und im Leitungsnetz leicht Ablagerungen bilden. Damit das Wasser nicht die Rohre angreift (Korrosion), müssen die Inhaltsstoffe Kalk und Kohlensäure in einem Gleichgewicht stehen. Dies wird durch Entfernen überschüssiger Kohlensäure oder durch Zugabe von kohlensäurebindenden Salzen, die Kalzium, Magnesium oder Natrium enthalten, erreicht. Weiterhin soll der Korrosionsschutz durch Zugabe bestimmter Stoffe, die eine Schutzschicht bilden, verbessert werden. Hierbei handelt es sich um Phosphate oder Silikate, den Salzen der Kieselsäure. Der Zusatz von Phosphaten erscheint bedenklich, da wir zuviel davon essen, und ein Überschuss für Hyperaktivität bei Kindern mit verantwortlich gemacht wird. Zwar macht die Phosphataufnahme durch Trinkwasser nur ein halbes Prozent der täglichen Menge aus, aber man sollte vorsichtig sein.

Gelegentlich wird Wasser noch *enthärtet*, wenn es hohe Werte aufweist. Die Wasserhärte wird durch Calcium- und Magnesiumionen erzeugt. Eine große Härte ist für die Leitungen und viele Gewerbebetriebe unvorteilhaft. Auch beim Wäschewaschen bevorzugt man weiches Wasser. Viele Firmen oder auch Privathaushalte haben eigene Anlagen zur Wasserenthärtung, um technische Geräte vor Korrosion und Kesselstein zu schützen. Für die Ernährung fehlen bei zu weichem Wasser die Minerale. Zu hartes Wasser verändert den Geschmack von Getränken und verlängert die Garzeit von Hülsenfrüchten, Getreide und Fleisch erheblich.

Schließlich werden bei den Wasserwerken unerwünschte Geruchs- und Geschmacksstoffe entfernt. Die letzte Stufe der Wasseraufbereitung ist die *Entkeimung*, also Abtötung von Bakterien, Hefen und anderen Keimen. Dazu gehört die Chlorierung, die mit der Temperatur erhöht wird. Ferner kann man auch mit Ozon entkeimen. Um im Rohrleitungsnetz keine Neuinfektion zu riskieren, wird häufig zusätzlich etwas Chlor zugegeben. Nach diesen Verfahren entspricht das Wasser den Vorschriften und kann als Trinkwasser zu den Verbrauchern geleitet werden. Diese Aufbereitung ist nötig, um die Verschmutzungen zu entfernen, denaturiert auf der anderen Seite das lebendige Wasser.

Dynamik des Wassers

Kann ein derart behandeltes Trinkwasser noch wirksam sein? Wasser wird im Menschen transportiert und löst Stoffe. Es ist an der Bildung von Blut, Gewebsflüssigkeit und Lymphe beteiligt. Es reguliert durch Verdunstung den Wärmehaushalt und aktiviert den Stoffwechsel, der im Flüssigen abläuft. Es schwemmt Giftstoffe aus oder macht sie durch Verdünnung unschädlich. Lebensprozesse haben Wasser als Grundlage, das Flüssige ermöglicht dem Ätherleib das Eingreifen in den Körper. Zwar nimmt der Mensch nicht mehr Flüssigkeit auf, als er ausscheidet, aber er braucht die Zufuhr von frischem Wasser, um sich immer wieder anregen zu lassen. Das Wasser kann seine belebende Aufgabe nur erfüllen, wenn es chemisch rein und mit innerer Dynamik durchzogen ist. Daran mangelt es dem heute üblichen Wasser. Inzwischen gibt es Methoden, um zusätzlich zur stofflichen Reinheit des Wassers auch die innere Dynamik zu untersuchen. Dies ist z.B. die Tropfenbildmethode nach Schwenk.[37] Es werden auch Verfahren erprobt, die das Wasser verlebendigen sollen wie das Behandeln mit Edelsteinen oder Vitalisierung durch Bewegungsformen. Wasser nutzt man nur zu einem gerin-

37 Schwenk, Theodor: Das sensible Chaos. 11. Aufl. Verlag Freies Geistesleben Stuttgart 2010

gen Teil (ca. 4 %) für die Ernährung. Brauchwasser zur WC-Spülung oder Wohnungsreinigung müsste nicht so aufbereitet sein. Anlagen zur Verlebendigung des Wassers könnte man zunächst nur für das Wasser, das der Ernährung dient, später für alles Wasser, das mit dem Menschen in Berührung kommt (Körperpflege, Wäsche), einsetzen.

Was können wir Verbraucher tun?

- weniger Wasser verbrauchen und verschmutzen
- Umweltfreundliche Wasch-, Putz und Spülmittel verwenden und sparsam dosieren
- Verschmutzungen vermeiden, kein Speiseöl, Altöl, keine Medikamente, Farben, Lacke oder Lösungsmittel ins Abwasser geben, keine festen Abfallstoffe wie Watte, Binden, Zigarettenkippen, Speisereste und Küchenabfälle
- Aktivieren von Wasser durch Edelsteine wie z.B. Bergkristall oder Rosenquarz[38]

Wasser ist die Grundlage des Lebens. Es ermöglicht unseren ätherischen Kräften erst das Wirken in unserem Körper. Ziel ist eine hohe Wasserqualität und sparsamer Verbrauch.

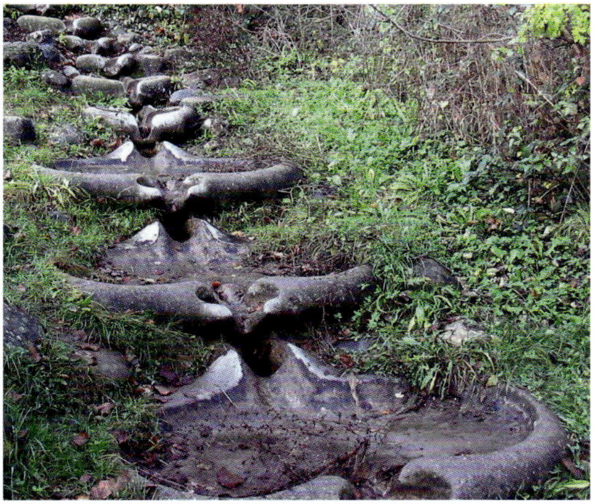

Flow forms – Tonschalen zur Förderung von Wasserbewegungen und -formen

38 Grieger, Michael; Goebel, Joachim: Edelsteinwasser. 5. Aufl. Verlag Neue Erde Saarbrücken 2017

Die Genussmittel

Der Mensch nimmt Nahrungs- und Genussmittel zu sich. Nahrungsmittel sind die wichtigen Produkte, die Nährstoffe, Vitamine und Minerale enthalten, während Genussmittel in ihrer verzehrfertigen Zubereitung kaum Nährstoffe enthalten, sondern Wirkstoffe. Sie dienen wie ihr Name sagt dem Genuss. Ihre Wirkung auf den Menschen ist stark, weshalb sie nur in geringen Konzentrationen genossen werden sollten. Hier nähern sie sich den Heilmitteln, die ebenfalls in kleinsten Mengen große Wirkungen erbringen. Genussmittel werden deshalb auch nicht zur Ernährung verzehrt, sondern der Anregungen wegen. Der menschliche Körper benötigt sie im Grunde nicht; er wird nicht aufgebaut, wie das durch Nahrungsmittel geschieht, sondern er wird im Gegenteil geschwächt oder bei Missbrauch geschädigt. Genussmittel wirken auf die Seele und den Geist: Kaffee, Tee und Mate anregend, Alkohol lockernd und Kakao beruhigend und lösend.

So kann man die Genussmittel in zwei Gruppen einteilen: die koffein- und alkoholhaltigen. Sie haben eine entgegengesetzte Wirkung. Während Koffein wach machend ist, führt Alkohol über das Blut zu einer Lockerung und Lösung des Ichs. Koffein bildet sich in verschiedensten Pflanzen und dient als bittere Substanz dem Schutz vor Fraßfeinden. Es ist ein Alkaloid. Alkohol entsteht durch die abbauende Tätigkeit von Bakterien in den Pflanzen.

Verbrauch von Genussmitteln in Deutschland pro Kopf im Jahr 2020

Kaffee	168,0 Liter
schwarzer und grüner Tee	28 Liter
Kakao	2,9 kg
Bier	94,6 Liter
Wein	20,7 Liter
Sekt, Schaumwein	3,3 Liter
Spirituosen	5,2 Liter

Quelle: Verbände der Getränke-Industrie, Destatis, www.statista.com

Warum soll man nicht durch Kaffee seine Müdigkeit vertreiben oder durch Alkohol seine Schüchternheit überwinden? Die Genussmittel nehmen dem Menschen eine Arbeit ab. Wenn man müde ist, aber trotzdem wach bleiben muss, weil noch Dinge zu erledigen sind, so kann man seine Müdigkeit auf zwei Arten überwinden: durch «eisernen Willen», also eine innere Leistung des Ich, oder aber durch Kaffee, eine von außen kommende Wirkung auf den Körper. Das Wachwerden kann in beiden Fällen gleich sein, einmal beruht es auf der Aktivität des Menschen und wirkt langfristig kräftigend, während im anderen Fall die Wirkung von außen kommt.

Bei den alkoholhaltigen Genussmitteln kann eine solche Abhängigkeit zur Sucht führen. Genussmittel schwächen daher den «oberen», bewussten Menschen gegenüber dem «unteren» Stoffwechselmenschen. Dies kann für manche Menschen hilfreich sein, für andere ist es belastend.[39]

Koffeinhaltige Genussmittel

Kaffee

Der Kaffee (Coffea arabica) stammt ursprünglich aus dem Hochland von Abessinien und verbreitete sich um 1000 v. Chr. in Arabien. Im 18. Jh. fand er in Europa eine größere Verbreitung. Heute wird Kaffee in Arabien, Süd- und Mittelamerika und Afrika sowie in steigendem Maße in Asien und Ozeanien angebaut. In den europäischen Ländern ist es zu kalt, denn der Kaffeebaum gedeiht in tropischem Klima und benötigt viel Niederschlag. Vom dritten Jahr an blühen die Kaffeesträucher, und die etwa 500 bis 1200 Bohnen können geerntet werden. Bis zum 30. Lebensjahr wird ein Kaffeebaum in der Plantage genutzt, danach wird der Ertrag geringer. Die Blüten sitzen direkt in den Blattachseln, was verdeutlicht, dass das Blattelement, das zwischen Wurzel und Blüte vermittelt, etwas zurückgedrängt ist. In der Frucht befinden sich zwei Samen: die uns bekannten Kaffeebohnen. Die Früchte müssen reif geerntet werden, da sonst das Aroma fehlt.[40] Diese Tatsache erfordert eine Handlese, zumindest für die hochwertigen Sorten, da sich immer Früchte unterschiedlicher Reifegrade auf einem Baum befinden. Nach der Ernte wird das Fruchtfleisch mit Walzen entfernt; anschließend die Samen zwei bis drei Tage vergoren, um Fruchtfleischreste zu beseitigen und das Aroma zu verbessern. Danach trennt man vom Samen die Pergamentschale und das Silberhäutchen ab. Der Rohkaffee wird

39 Steiner, Rudolf, wie Anm. 12, S. 168ff.
40 Franke, Wolfgang: Nutzpflanzenkunde, 6. Auflage Stuttgart 1997, S. 331.

bei 200-300° C geröstet. Dabei sinkt der Wassergehalt, Eiweiß und Gerbstoffe zersetzen sich, so dass der herbe Geschmack einem feineren weicht. Die geröstete Kaffeebohne umfasst somit die Polarität zwischen dem Salzartigen (Koffein, Rohfaser) und dem Blütenartigen (innere Wärme, Fett, Zucker), während der Blattbereich schwach ausgeprägt ist. Diese Tendenz wird beim Aufguss noch verstärkt.

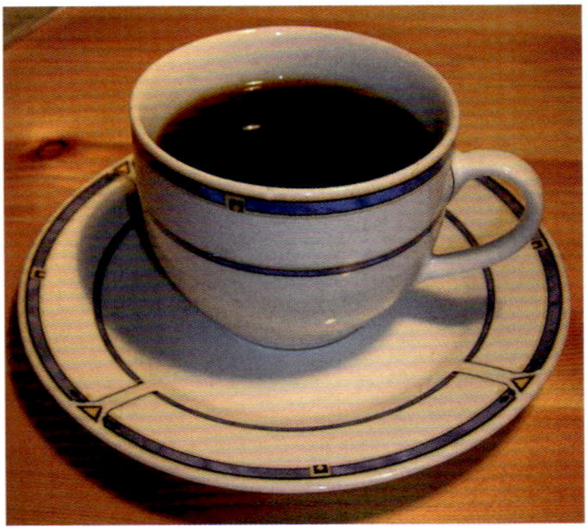

Beim Kaffee gibt es drei Arten: Coffea arabica, Coffea robusta und Coffea liberica, die sich in Aroma und Geschmack sehr unterscheiden. Im fertigen Kaffee, der in den Geschäften angeboten wird, sind die Sorten oft gemischt, damit der Geschmack ausgeglichen bleibt. Interessanterweise haben viele Länder ihre eigenen Kaffeemischungen: Während man in Deutschland die milden Sorten schätzt, lieben die Südeuropäer den kräftigen Röstgeschmack. Bei der französischen Kaffeemischung dominiert die Säure stärker. Die sofort spürbare Wirkung des Kaffees auf das Nerven-Sinnes-System ist das «Wachwerden». Ferner steigt der Blutdruck, die Gefäße lockern sich, was bei Verkrampfungen im Kopf wie Kopfschmerzen oder Migräne zu einer spürbaren Erleichterung führt. Nicht umsonst enthalten viele Schmerzmittel Koffein. Der Stoffwechselbereich reagiert mit verstärkter Darmtätigkeit und Gallenproduktion. Bei empfindlichen Menschen oder bei Überdosierung führen diese Veränderungen mitunter zu Schädigungen:

- *Nerven-Sinnes-System*: Nervosität, Kopfschmerzen, Müdigkeit, Sehstörungen, Geschmacksbeeinträchtigungen
- *Rhythmisches System*: Blutdrucksteigerung, Atemnot
- *Stoffwechsel-Gliedmaßen-System*: Magenschmerzen, Erbrechen, Gallenkoliken, Verstopfung

Rudolf Steiner erläutert, dass der Kaffee die Verbindung zwischen Ätherleib und physischem Leib lockert. Der Ätherleib zieht sich zurück, so dass die Lebenskräfte schwächer werden; im Körper wirken die physikalischen Naturkräfte intensiver. Dies äußert sich u.a. darin, dass der Körper stärker durch Denktätigkeit beansprucht werden kann. Kaffee unterstützt das Denken in logischen Zusammenhängen. Daher kann er besonders für Menschen, die Schwierigkeiten mit der Konzentration und dem folgerichtigen Denken haben, eine Hilfe sein. Wenn Menschen aber ihr Nerven-Sinnes-System durch ständige Gedankenarbeit, Konzentration und pausenloses «Dasein» einseitig belasten, so «hilft» Kaffee zwar, eine solche Lebensweise durchzustehen, führt aber zur Überlastung.

Seit 1906 gibt es bereits koffeinarmen (0,2 %) und koffeinfreien (0,08 %) Kaffee zu kaufen. Alle Kaffeesorten sind in ökologischer Qualität und teilweise als Fairtrade-Waren erhältlich.

Tee

Der schwarze Tee (Thea chinensis) stammt aus Hinterindien. Er kam 3000 v. Chr. nach China, im 9. Jh. n. Chr. nach Japan und erst im 16. Jh. nach Europa. Heute wird Tee in Indien, China, Sri Lanka, Georgien, Afrika und fast allen asiatischen Ländern angebaut. Die zum Teegetränk verwendeten Blätter sind dauerhaft grün und etwas ledrig. Der Teestrauch wächst in mildem Klima von 18-28° C heran und benötigt viele Niederschläge. Teeplantagen besonders in Hochlagen von 1000 bis 2000 Metern geben die besten Blätter. Vom 4. bis 12. Lebensjahr werden die Blätter der Teepflanze geerntet. Danach sinkt der Ertrag. Man pflückt die feinen Blätter und Knospen. Je gröber die Blätter sind, um so geringer wird die Qualität bewertet; es steigt der Gerbsäuregehalt, während das Koffein abnimmt. Die Blätter werden gerollt und danach für *schwarzen Tee* fermentiert. Dabei wird die Gerbsäure teilweise abgebaut, ein ätherisches Öl bildet sich und die kupferrote Farbe entsteht. Zum Schluss werden die Blätter getrocknet. *Grüner Tee* wird nicht fermentiert und schmeckt herber, *Oolong-Tee* ist nur schwach fermentiert. Im Handel finden sich zahlreiche Teesorten, die nach Herkunftsländern unterschieden werden. Die indischen Sorten Assam und Darjeeling sind kräftiger, während die chinesischen und japanischen Tees ein zartes, blumiges Aroma aufweisen.

Die Zubereitung von Tee ist eine Kunst für sich. Dabei muss man nicht nur an die zeremonielle, fast kultische Art der Teezubereitung in Japan denken; auch bei uns vollzieht sich das Teetrinken in einer gepflegten und aufmerksamen Art. Eine Tasse Kaffee wird auch «nebenbei» getrunken. Besonders bei den Engländern kann man die Bedeutung der Teatime erleben. Tee ist in Porzellan-, Glas- oder Steingutgefäßen zuzubereiten, die nur mit klarem Wasser gespült werden sollen. In die vorgewärmte Teekanne wird der Tee gegeben und mit kurz gekochtem, sprudelndem Wasser übergossen.

Tee gehört zum Blattbereich. Die Teepflanze mit ihrem Feuchtigkeitsbedarf verdeutlicht die Zugehörigkeit zum Wässrigen. Welcher Baum, der nicht eine starke Vitalität aufweist, würde es verkraften, bis zu 30-mal im Jahr teilweise seiner Blätter beraubt zu werden? Die harten, lederartigen Blätter zeigen auch, dass der Tee ein Wurzelelement in sich birgt. Die Gerbsäuren (Tannine) gelten heute als gesundheitsförderlich, sogar krebsvorbeugend. Tee wirkt bei kurzem Aufguss anregend und belebend. Bei längerem Ziehen über drei Minuten gelangt mehr Gerbsäure in das Wasser, die beruhigend wirkt. Er führt zu leichter Blutdrucksteigerung wie Kaffee, im Stoffwechselbereich allerdings stopfend, leicht säuernd und erschlaffend auf die Magensekretion. Die Nierentätigkeit wird angeregt. Bei Überdosierung treten folgende Störungen auf:

- *Nerven-Sinnes-System*: Sehstörungen, Kopfschmerzen, Hautveränderungen
- *Rhythmisches System*: Herzklopfen
- *Stoffwechsel-Gliedmaßen-System*: Verstopfung, Magenbeschwerden, Sodbrennen

Koffeingehalt verschiedener Getränke

	in Pflanze %	**pro Portion in mg**	**pro 100 ml Getränk**
Kaffee	3	60-100 pro Tasse, 125 ml	48 - 80
Espresso	3	50-60 pro Tasse, 50 ml	100 - 120
Tee	5	20-50 pro Tasse, 125 ml	16 - 40
Kakao	0,9	1,7-5,0 pro Tasse, 125 ml	1,0 - 3,2
Mate	2,5-3,6	5-25 pro Tasse, 125 ml	4 - 20
Cola	2,5-3,6	15-50 pro Glas, 200 ml	7,5 - 25
Guarana	8,0	80 (Energydrink, 250 ml)	32 - 150

Das Koffein des Tees führt ebenso wie beim Kaffee zu einer Lösung des Ätherleibes vom physischen Leib. Allerdings zieht sich der Ätherleib nicht zurück, sondern dominiert. Die physischen Kräfte wirken schwächer, die vitalen dafür stärker. Deshalb wird die Phantasie bis hin zum Phantastischen gefördert. Die Gedanken sind leicht, locker, fließender, nicht zwingend logisch wie durch Kaffeegenuss. Tee ist kein Getränk für Konferenzen, eher für gesellige Runden mit lockerem Gespräch. [41]

Mate

Mate-Tee ist das Volksgetränk Südamerikas. Er stammt vom Matebaum (Ilex paraguayensis), der mit der Stechpalme verwandt ist. Wie auch Kaffee und Tee benötigt der Matebaum ein feuchtwarmes Klima. Geerntet werden die Blätter. Sie werden geröstet, getrocknet und grob zerkleinert. Mate enthält weniger Koffein als Tee oder Kaffee. Er regt anhaltend an. Nebenwirkungen sind kaum vorhanden; Mate führt leicht ab und wirkt harntreibend. Der Vorteil vom Mate-Tee liegt darin, dass er auch lauwarm oder kalt getrunken werden kann, ohne wesentlich an Aroma einzubüßen. In seiner Heimat ist um den Mate-Tee ein rechter Kult entstanden, in Nordamerika und Europa hat er sich wenig verbreitet. Mate hat ebenfalls lederartige, immergrüne Blätter. Sie verdeutlichen wieder das Hineinragen von Salzartigem, Festem in den Blattbereich. Daher lässt sich auch die teeähnliche Wirkung auf das Nerven-Sinnes-System verstehen.

Kakao

Der Kakao wird weniger als Getränk, aber mehr als Schokolade, in Süßspeisen und Gebäck konsumiert. Der Kakaobaum wächst in den Urwaldgebieten Südamerikas, da er viel Feuchtigkeit benötigt. Er hatte bei den Indios eine kultische Bedeutung, seine Samen dienten als Münzen. Im 17. Jh. gelangte der Kakao nach Europa. Größere Verbreitung fand er aber erst, als der Zucker bekannt wurde: Es entstand die erste Schokolade. Heute wird Kakao in allen klimatisch günstigen Gebieten der Erde angebaut, in Afrika, Südamerika, Südostasien, Neuguinea, Sri Lanka. Der Baum wird 4-8 m hoch und trägt das ganze Jahr über Blüten, die direkt am Stamm sitzen, also das vermittelnde Blattelement entbehren. Die Kakaofrucht enthält an die 50 Samen, die einen hohen Wasser-

41 Steiner, Rudolf wie Anm. 2, S. 126

gehalt haben und erst getrocknet werden müssen. Die Samen fermentiert man, um Bitterstoffe abzubauen, Fruchtfleischreste zu entfernen und die braune Farbe sowie das Aroma zu entwickeln. Danach werden die Bohnen gewaschen und getrocknet und in die Verbraucherländer verschickt. Dort röstet man sie, dabei lösen sich die Samenschalen, und man vermahlt den Kakao. Er enthält bis zu 53 % Fett. Um Kakaopulver herzustellen, wird ein Teil der Kakaobutter abgepresst. Sie findet Verwendung in brauner und weißer Schokolade, zum Überziehen von Pralinen und Gebäck und in der Pharmazie als Salbengrundlage und Gleitmittel für Zäpfchen.

Das Kakaopulver wird mit einem speziellen Alkaliverfahren aufgeschlossen, das Bitterstoffe abbaut und die Löslichkeit verbessert. Den so bearbeiteten Kakao nennt man nach dem Hersteller Van-Houten oder holländischen Kakao. Heute ist vor allem mit Zucker gemischter Kakao, teilweise mit 50-70 % Zucker und 32 bzw. 25 % Kakao im Handel. Kakao wird meist in Verbindung mit Milch und einem Süßungsmittel wie Zucker getrunken. Damit unterscheidet er sich von anderen Genussmitteln, die auch ohne Zusätze zubereitet werden.

Kakao entfaltet eine beruhigende Wirkung und vermittelt leichtes Phlegma. Neben der körperlichen Beruhigung kommt es auch geistig zu einer Wirkung: Ein Denken, das sich in geordneten, fest gefügten Bahnen bewegt, wird erleichtert. Ursache ist wieder eine Lösung des physischen vom ätherischen Leib. Letzterer wird zurückgedrängt. Die Phantasiekräfte treten zurück, es kommt zu einem realitätsnahen, aber traditionsbezogenen Denken. [42]

Wie auch andere Genussmittel führt Kakao bei Überdosierung zu Schädigungen. Im Nerven-Sinnes-System kommt es zu Sehstörungen, Kopfschmerzen und Migräne. Im Stoffwechsel-Gliedmaßen-Bereich treten Verstopfung und bei körperlicher Disposition durch vermehrte Harnsäurebildung Gicht oder Rheuma auf. Der rhythmische Bereich wird kaum berührt.

---

42 Steiner, Rudolf: Welche Bedeutung hat die okkulte Entwicklung des Menschen für seine Hüllen und sein Selbst? 2. Vortrag v. 21.3.1913 GA 145. Rudolf Steiner Verlag 1976, S. 38

Cola

Dieser koffeinhaltige Samen dient vielen Afrikanern als Anregungsmittel. Sie kauen die «Nuss», wobei der anfangs bittere Samen durch den Speichel ganz süß wird. Erst gegen Ende des 19. Jh. gelangten erste Cola-Samen nach Europa und Amerika, wo sie gemahlen in Wein und Schokolade als Kräftigungsmittel eingeführt wurden. Heute ist Cola in Erfrischungsgetränken gleichen Namens enthalten und weltweit verbreitet. Diese Erfrischungsgetränke bestehen neben der Cola-Essenz aus Säuren, Wasser, Zucker und Farbstoffen.

Der Cola-Baum ist in tropischen Regenwäldern beheimatet und wird heute in Afrika, Südamerika, Indonesien und Indien angebaut. Wie auch die anderen Genussmittel hat dieser Baum immergrüne, ledrige Blätter. Die Blüten sitzen teilweise direkt am Stamm, was wiederum auf eine andere Ausprägung der Dreigliedrigkeit der Pflanze hindeutet. Ein Baum erbringt etwa 750 bis 1250 Samen, ungefähr 10-16 kg; sie haben, wie die des verwandten Kakao, einen hohen Wassergehalt und werden auch beim Aufbewahren feucht gehalten. Diese Tatsachen weisen auf ein Verharren im Trägen, Feuchten hin, das sich beim Genuss in einer gewissen körperlichen Entspannung äußert. Cola hat wegen seines Koffeingehaltes eine anregende, wach machende Wirkung, die der des Kaffees ähnelt. Bei Überdosierung treten ebenfalls Störungen im Nerven-Sinnes-System auf, was vor allem bei Kindern zu beachten ist.

Guarana

Guarana stammt von einer Liane, einer tropischen Kletterpflanze in Südamerika. Sie gehört zu den Seifenbaumgewächsen. Verwendet werden die haselnussgroßen Samen. Sie werden zerstampft und fermentiert und getrocknet als Pulver angeboten. Zum Trinken rührt man das Pulver in Wasser ein. Guarana weist eine lang wirkende, langsame Anregung auf, was auf der speziellen Koffeinbindung beruht. Es ähnelt daher dem schwarzen Tee, ist nur stärker.

Alkohol

Im Gegensatz zu den koffeinhaltigen Genussmitteln hat Alkohol eine andere Wirkung. Wenn jemand seinen gewohnten Morgenkaffee nicht erhält, ist er «sauer». Entzieht man aber einem Alkoholiker sein Getränk, so antwortet er mit seiner ganzen Persönlichkeit; körperliche, seelische und geistige Symptome treten auf. Alkohol führt über Abhängigkeit und Gewohnheit zur Sucht. Diese ergreift den Menschen in seinem Ich-Wesen und schwächt oder vernichtet ihn sogar. Alkohol war daher in der Gesellschaft geächtet und nur zu besonderen Anlässen gestattet. Frauen und Kindern war er meist verboten.

Wirkungen des Alkohols auf den Menschen

Unter dem Einfluss von Alkohol lockern und lösen sich zunächst seelische Verspanntheiten, der Mensch «geht aus sich heraus» und erscheint bewusster und offener. Diese Wirkung war früher bei dem kultisch genossenen Alkohol erwünscht. In den Mysterienstätten Griechenlands sollte Alkohol mithelfen, den Menschen bewusster zu machen. Das war die ursprüngliche Mission in der Entwicklungsgeschichte der Menschheit. Trinkt der Mensch aber über ein gewisses Maß hinaus, so wird er enthemmter, sein eigener kontrollierender Wille tritt zurück, es kommen Leidenschaften und Gefühle an die Oberfläche, die sonst vom Ich beherrscht werden. Im weiteren Verlauf der Alkoholwirkung machen sich körperliche Beeinträchtigungen bemerkbar: Die Reaktionsfähigkeit sinkt rapide, Bewegungen können nicht mehr koordiniert werden und Sehstörungen oder Schwindelanfälle treten auf. Manchmal revoltiert der Magen. Am Tag danach kommt die Katerstimmung. Reste des Alkohols und seiner Stoffwechselprodukte belasten den Kopf und das Nervensystem. Zwar bildet der Mensch selber bei der Verdauung Alkohol, der sich in geringsten Mengen im Blut befindet. Aber dieser körpereigene Alkohol ist ein Bestandteil des Stoffwechsel-Gliedmaßen-Systems. Der von außen zugeführte Alkohol verteilt sich dagegen im ganzen Körper, auch im Kopf, wo er zu Störungen führt. Daher ist Alkohol für jeden geistig Tätigen schädlich, da er den bewussten Willen schwächt und damit die geistige Arbeit erschwert oder sogar unmöglich macht. In der Schwangerschaft sollte die werdende Mutter gänzlich auf Alkohol verzichten.

Nun werden zum Abendmahl Brot und Wein gegeben. Dieser Kultus war in seiner Ursprungszeit revolutionär, durften doch vorher Priester niemals Alkohol anrühren. Die Annahme des Weins vor 2000 Jahren zeigt, dass Alkohol dazu bestimmt war, den Menschen ganz in die irdischen Verhältnisse zu führen. Inzwischen hat die Menschheit diese Aufnahme des Irdischen und Materiellen vollzogen. Die zukünftige Entwicklung geht wieder zum Lebendigen, Geistigen hin.

Wein und Bier

Alkohol wird durch Gärung erzeugt; dabei wird die eigentliche Pflanze durch das Wachsen von Bakterien und Hefen abgetötet, d. h. die Lebenskräfte entziehen sich. Von daher gesehen ist Alkohol ein unlebendiges «mineralisches» Getränk. Alkohol kennt man als Wein aus der Rebe und als Bier aus Getreide, sowie in konzentrierter Form als Spirituosen aus vielen stärke- oder zuckerreichen Pflanzen wie Getreide, Kartoffeln, Obst, Topinambur, Maniok, Zuckerrohr. Der Alkoholgehalt ist dabei recht unterschiedlich. Bier enthält 8-12, Wein 12-15, Südwein 15-24, Likör 25-30 und Spirituosen 32-54 % Alkohol.

Die Weinrebe ist ein rankendes Gewächs, dass fast all ihre Kraft in die Frucht gibt. Dies macht auch die Heilwirkung von Traubensaft verständlich. Der durch Gärung entstandene Wein hat durch Geschmack, Aroma und Wirkung eine herausragende Stellung gegenüber allen anderen Obstweinen. Aus dem Wein kann Sekt und durch Destillation Weinbrand hergestellt werden. Die anderen stärkereichen Pflanzen, die sich zur Alkoholherstellung eignen, sind Getreide und Kartoffeln. Aus Getreide wird Bier gebraut. Fast jedes Volk erzeugt aus seiner heimischen Getreideart ein berauschendes, bierähnliches Getränk, in Afrika Hirsebier, in England Haferbier, in Südamerika ein alkoholisches Maisgetränk und bei uns neben Gerste das obergärige Weizenbier. In Asien gibt es Reiswein und in Russland alkoholhaltigen Kwass aus Roggenbrot. Aus der Kartoffel wird Schnaps gebrannt, aus Weizen entsteht Whisky. Zuckerrohr wird zu Rum, die Früchte der Ölpalme zu Arrak und die Topinamburknolle zu Schnaps verarbeitet. So kennen alle Völker den Alkohol. Die weltweite Verbreitung zeigt, dass Alkohol schon immer und heute leider in steigendem Maße getrunken wird. Nur der Islam verbietet seinen Gläubigen den Alkoholgenuss, auch in den asiatischen Religionen wird Alkohol weitgehend abgelehnt.

Vom Lockern und Binden

Die Arbeit in der Küche umfasst nicht nur die Zubereitung von Gerichten wie Putzen, Garen und Wärmen, sondern die eigentliche Kochkunst: die Zusammenstellung einzelner Komponenten zu einem neuen Ganzen. So entstehen Brote, Kuchen, Aufläufe, Schnitten oder Backlinge. Neben der Phantasie benötigt der Koch Kenntnisse der Rohwaren, ihrer Verträglichkeit und der Möglichkeit, sie miteinander zu mischen. Das gelingt nicht immer, weil bestimmte Lebensmittel nicht harmonieren oder einige ihrer Eigenschaften erwünscht sind, andere nicht. So schätzt man die Gelierfähigkeit unreifer Äpfel beim Einkochen, möchte aber die Säure und den Apfelgeschmack nicht in der Erdbeermarmelade wieder finden. Seit langem wurde daher nach einer Möglichkeit gesucht, Stoffe abzutrennen, die eine gewünschte Eigenschaft tragen. So entstanden neue Zusatzstoffe für die Verarbeitung. Oft ist ihre Herkunft und Wirkung unklar: die Lockerungs- und Bindemittel.

Es sind Stoffe, die durch ihre Eigenschaften die Konsistenz von Flüssigkeiten, Pasten und Speisen verändern und aufrechterhalten. Es kann eine Verdickung oder Lockerung angestrebt werden. Im einzelnen unterscheidet man:

- *Geliermittel*: Stoffe, die das Festwerden einer Flüssigkeit bewirken
- *Dickungsmittel*: Quell- oder gelierfähige Stoffe, welche die Konsistenz von Flüssigkeiten verändern, aber nicht eindicken und
- *Lockerungsmittel,* die eine Speise luftiger machen.

Die Geliermittel betonen das Feste, indem sie Luft und vor allem Flüssigkeit binden. Es kommt zur Formung und Gestaltung. Während die Flüssigkeit eine äußere Hülle benötigt, steht der gelierte Pudding von allein, er hat die Form der Hülle, z.B. der Schüssel angenommen. Die Flüssigkeit wird gebunden. Solange das Bindemittel biologisch oder chemisch aktiv ist, wird diese Bindung aufrechterhalten. Altert Stärke, so gibt sie das Wasser wieder ab wie beim Altbackenwerden von Brot. Gleiches geschieht, wenn Tieftemperaturen (Einfrieren) oder Säuren wirken (Flüssigwerden von Getreidebrei). Die Stärke verliert ihre Bindefähigkeit, das Wasser tritt aus. Natürliche Bindemittel sind empfindlich gegen chemisch-technische Behandlungen. Aber es gibt veränderte, modifizierte Stärke, die durch Mineralisierung bei allen Einflüssen ihre Bindefähigkeit bewahrt. Dies ist zwar praktisch, zeigt aber auch einen Verlust des vitalen Elements. Modifizierte Stärken sind Zusatzstoffe.

Das *Bindemittel* verdrängt das vitale Element. Es tritt Verfestigung ein. Viele Bindemittel gehören zu den Ballaststoffen, welche die Darmpassage des Nahrungsbreis beschleunigen, aber keine Energie liefern.

Die *Lockerungsmittel* ziehen Luft in die Speisen hinein und verdrängen das Feste und Flüssige. Um die Luft zu halten und nicht entweichen zu lassen, werden Schäume gebildet, d. h. die Luft wird eingeschlossen, meist in eine Eiweißhülle. Eiweiß ist der universelle Stoff, der Hohlräume zu bilden vermag. Stabil bleiben diese Schäume unter geeigneten Bedingungen: Kühle, Ruhe (keine große Bewegung) oder Verfestigung durch Backen. Dabei «gerinnen» die Eiweißhüllen und erhalten eine bleibende Form.

Lockern und Binden

	Verstärken	Verdrängen/Binden	Beispiel
Dickungsmittel	Formung, Verfestigung	Flüssiges, Luftiges	Pudding
Lockerungsmittel			
a) physikalisch	Luftiges, Formung	Flüssiges, Festes	Schlagsahne
b) chemisch	Luftiges, Formung, Festes	Flüssiges, Festes	Kuchen mit Backpulver
c) biologisch	Luftiges, Formung, Vitales	Flüssiges, Festes	Teiggärung mit Hefe

Die einfachste Lockerung erfolgt *physikalisch*, durch Bewegung, das Einschlagen von Luft. Das Eiweiß sorgt für das Festhalten der Luft. Das «Lockerungsmittel» ist hier die Hand oder das elektrische Rührgerät. Andererseits kann die Lockerung auch *chemisch* durch Freiwerden eines Gases z.B. beim Backpulver geschehen. Hierbei treten wieder Luft oder Gas auf und ein mineralisches Element, der chemische Zusatz. Diese Art der Lockerung betont Mineralisierung und Verfestigung. Ferner kann die Lockerung *biologisch* durch Hefe oder Sauerteig erfolgen. Dabei vermehren sich Bakterien oder Hefepilze. Als Stoffwechselprodukt werden Luft oder Gas frei. Bei dieser Art der Lockerung gehen die Mikroorganismen als Lockerungsmittel eine enge Bindung mit dem

Teig ein: Die Lockerung erfolgt aus dem Teig heraus – im Gegensatz zur chemischen Lockerung, wo ein von außen wirkender Stoff chemisch reagiert. Die Lockerung bewirkt, dass die Speisen leichter verdaulich werden und sich vergrößern, es bilden sich Räume oder Körper: Die Schwere der Stoffe verbindet sich mit der Leichte der Luft.

Es gibt außerdem noch Stoffe, die das Gashaltevermögen des Eiweißes unterstützen. Dies sind Säuren wie die Zitronen- oder Milchsäure. Sie sind z.B. in Sauermilchprodukten enthalten. Isoliert man sie aber und setzt nur die chemische Milchsäure zu, so fehlen die Begleitstoffe. Gleiches gilt für das Weizengluten, ein Eiweiß, das isoliert als Backhilfsmittel verwendet wird.

Lockerungsmittel aus verschiedenen Naturreichen

tierisch – physikalisch	Sauermilchprodukte, Eier, Quark
pflanzlich – physikalisch	Haselnüsse, frischer Getreideschrot, Wasserdampf-Fett (Blätterteig)
biologisch durch Bakterien, Hefen	Hefe, Sauerteig, Backferment, Honig-Salz-Gärung
mineralisch	Kohlensäure im Mineralwasser Backpulver, Weinsteinsäure, Pottasche, Hirschhornsalz

Die natürlichen Lockerungsmittel lassen sich gut kombinieren und ergeben oft die besten Resultate: Haselnüsse mit Eischnee oder Sahne bzw. Getreidebrei mit Haselnüssen. Beim Getreideschrot lockern vor allem Weizen, Dinkel und Roggen. Die Getreideeiweiße sorgen für die Gashaltung, damit die Luft nicht wieder entweicht. Wasser wirkt als Lockerungsmittel nur, wenn bereits Luft (Kohlendioxid) enthalten ist oder wenn wie beim Blätterteig das Wasser so verteilt ist, dass eine Fettschicht es bedeckt. Beim Backen will das Wasser verdunsten, wird aber vom Fett gehindert: Der Teig bläht sich auf und ist gelockert. Erleichtert wird das Verfahren durch Quarkzugabe, weil hier das Milcheiweiß die Luftbindung erleichtert.

Die bekanntesten chemischen Lockerungsmittel sind Backpulver; Weinsteinsäure, Hirschhornsalz und Pottasche. Sie setzen sich nach dem gleichen Prinzip zusammen, dem Triebmittel, beim Backpulver Natriumhydrogencarbonat, einem Trennmittel (Stärke) und einem Trägerstoff. Das Trennmittel soll verhindern, dass das Triebmittel vorzeitig zu wirken beginnt, falls es feucht wird. Der Trägerstoff ist eine Säure, die das Triebmittel zur Wirksamkeit braucht. Alle chemischen Lockerungsmittel wirken durch das Zusammentreten von Säure, Feuchtigkeit und Gasbildung. *Weinsteinbackpulver* enthält ein anderes Triebmittel als Backpulver, aber sonst die gleichen Stoffe. Es wirkt schwächer als Backpulver. *Pottasche* ruft laugenartigen Geschmack hervor. Sie bewirkt ein Breitlaufen der Gebäcke, da sie Eiweißbindungen löst. *Hirschhornsalz* eignet sich für flache Gebäcke, denn es setzt Ammoniak beim Backen frei, das nicht im Gebäck verbleiben soll. Die Phosphate im Backpulver sind umstritten. *Natron* ist Natriumhydrogencarbonat und wird oft für Muffins verwendet. Dies ist in den USA üblicher als Backpulver. Die chemischen Triebmittel lockern, ohne eine intensive Verbindung mit dem Teig einzugehen wie die biologischen Triebmittel. Sie sind Zusatzstoffe und haben E-Nummern.

Natürliche und isolierte Bindemittel

Natürliche Bindemittel wie Getreide*schrot* bestehen aus einem vollwertigen Lebensmittel. Getreide*stärke* ist dagegen ein isoliertes Bindemittel, da ihr alle anderen Bestandteile des Korns fehlen. Isolierte Bindemittel (Verdickungsmittel) gelten als Zusatzstoffe und müssen im Zutatenverzeichnis mit ihrer E-Nummer aufgeführt werden z.B. E 407 Carragen oder E 440a Pektin.

Unreifes Obst wirkt aufgrund seines Pektingehaltes als natürliches Bindemittel. Apfelpektin ist dagegen daraus isoliert. Diese isolierten Produkte sind nicht mehr vollwertig. Bei der Stärke fehlt es an Vitamin B_1, Zink und Chrom. Die meisten Pektine (auch in Gelierzucker enthalten) sind isoliert, ebenso die tropischen Bindemittel. Es ist zu überlegen, ob nicht manchmal z.B. die Verdickung durch Eintrocknen und Konzentrieren (z.B. bei Soßen, Mus) statt durch ein isoliertes Bindemittel erreicht werden kann.

Die Qualitätskriterien für Bindemittel sind:

- Biologische Herkunft
- Anbau der Bindemittel liefernden Pflanze
- Verarbeitung des Bindemittels

Bindemittel aus verschiedenen Naturreichen

tierisch	Gelatine (Aspik), Eier
pflanzlich	Getreideschrot, -flocken, -mehl, -stärke, Buchweizenschrot, Tapioka aus Maniok, Kartoffel-, Bataten-, Yams-, Maranta-, Cannastärke, Palmsago, Pektin, Gummi arabicum, Traganth, Johannisbrotkernmehl, Guar, Agar-Agar, Carageen, Alginsäuren
pflanzlich-mineralisch	modifizierte Stärken

Die tierischen Bindemittel sind Gelatine, Aspik sowie Eier. Während das Ei als ganzes Produkt mit allen Wert gebenden Inhaltsstoffen verwendet wird, ist Gelatine ein Auszug von biologisch nicht sehr wertvollem Eiweiß aus Knochen. Dazu werden Knochen zum Aufschließen mit Salzsäure und Kalkmilch behandelt, dampfextrahiert, oft chemisch geklärt, gebleicht und getrocknet. Echter Aspik wird aus Kalbsknochen auf gleiche Art gewonnen, ist also auch eine Gelatine.

Bei den tierischen Bindemitteln beruht die Wirkung auf dem Eiweiß, bei den pflanzlichen auf Kohlenhydraten, die für den Menschen zum Teil verwertbar (Stärke) und zum Teil unverdaulich (Zellulose, Gelierstoffe) sind. Die bekanntesten Bindemittel sind die Getreide- und Kartoffelstärke (falscher Sago). Die pflanzlichen und tierischen Bindemittel unterscheiden sich nach der Herkunft gemäß der Dreigliederung: Samenstärke vom Getreide, Stärke von Sagopalme und Kartoffel (Spross), Pfeilwurzstärke (arrow root) vom Rhizom und aus der Wurzel (Knolle) von Maniok, Batate und Yams. Die Bindemittel aus Wurzel und Rhizom tendieren zum Nerven-Sinnes-System, die aus dem Spross zum rhythmischen System und die aus Früchten zum Stoffwechsel-Gliedmaßen-System. Modifiziert wird diese Wirkung durch die Pflanzenfamilie. So weiß man, dass das Getreide eine kräftige Bewurzelung hat und reich an Mineralstoffen ist. Daher wirken auch Wurzelkräfte in ihm. Die Kartoffel weist neben den Eigenschaften vom Spross auch solche der Wurzel auf, nur wirkt sich der Einfluss so aus, dass sie zwar die Kopfregion des Menschen anspricht, aber nicht ganz erreicht. Daraus ergibt sich eine Einseitigkeit. (s. S. 84)

Die Anbaubedingungen der heimischen wie tropischen Pflanzen sollten biologisch-dynamisch oder ökologisch sein. Am vollwertigsten ist das Bindemittel, wenn es alle Anteile der Pflanzen enthält, also beispielsweise Weizenschrot und nicht nur Weizenstärke. Isolierte Bindemittel haben eine größere Bindefähigkeit, da sie nur den eigentlichen Nährstoff, die Stärke, enthalten, während die Vollkornmehle alle Inhaltsstoffe der Pflanze umfassen. An folgenden Analysewerten wird der Verlust durch die Isolierung deutlich:

Vergleich natürlicher und isolierter Bindemittel

Lebensmittel 100 g	**Wasser** g	**Eiweiß** g	**Fett** g	**Kohlenhydrat** g	**Kalium** mg	**Phosphor** mg
Weizen	12,8	10,6	1,8	59,5	381	341
Weizenstärke	12,3	0,4	0,1	86,1	16	20
Reis	13,1	7,2	2,2	74,1	238	282
Reisstärke	13,8	0,8	0	85	8	10
Kartoffel	77,8	2,0	0,1	14,8	411	50
Kartoffelstärke	15,5	0,6	0,1	83,1	15	7
Maniok	63,1	1,0	0,2	32,1	344	38
Tapioka	12,6	0,6	0,2	84,9	20	12

Quelle: Die große GU Nährwert Kalorien Tabelle. München 2020/21; Souci, Fachmann, Kraut: Die Zusammensetzung der Lebensmittel. 8. Aufl. Stuttgart 2016

Bei Kartoffel und Maniok muss man den unterschiedlichen Wassergehalt berücksichtigen. Die Herstellung von Stärke erfolgt bei fast allen Knollen und Rhizomen durch Trocknen, Zermahlen, Auswaschen und erneutes Trocknen. Es ist ein einfaches mechanisches Verfahren. Kartoffeln werden dagegen mit schwefelhaltigem Wasser ausgewaschen, damit die Stärke hell bleibt. Gleiches geschieht bei der Gewinnung von Getreidestärke. Diese Verfahren sind für Öko-Produkte nicht zulässig.

Zu empfehlen sind die natürlichen Bindemittel Getreideschrot, Kartoffelmehl, Eier, Johannisbrotkernmehl. Für Gelees, Tortenguss oder Konfitüre ist z.B. Pektin oder Agar Agar geeignet, hier gibt es kaum natürliche Alternativen. Agar Agar ist eine Alge und stammt nicht aus Kulturen.

Das Speisesalz

Speisesalz ist eine der wenigen mineralischen Substanzen in der Ernährung des Menschen. Die anderen Elemente, Verbindungen und Salze nimmt der Mensch in der Regel über die lebendige Nahrung, also die Pflanze oder das Tier zu sich.[43] Weitere mineralische Substanzen wären Mineralstofftabletten zur Nahrungsergänzung.

Was ist Salz? Chemisch gesehen, handelt es sich um die Verbindung zweier Elemente, Natrium und Chlor, die sich zum Natriumchlorid (NaCl) verbinden. Kleine Salzkristalle sind weiß, größere farblos und transparent. Salz löst sich in Wasser bis zu einer bestimmten Menge vollständig auf. Seine Gestalt verschwindet völlig, nur der Geschmack bleibt übrig. Wenn das Wasser verdunstet, verdichtet sich das Salz wieder zu einer physisch sichtbaren Substanz und kristallisiert aus. Das geschieht auch, wenn zuviel Salz in Wasser gegeben wird. Der Chemiker spricht von einer übersättigten Lösung, da das Wasser das Salz nicht mehr vollständig ergreifen und in den flüssigen Aggregatzustand überführen kann. Als Folge davon bildet sich ein weißer Bodensatz. Bis zu 36 g Salz pro Liter lösen sich in kaltem, bis zu 40 g in kochendem Wasser. Dies zeigt, dass die mineralisch-feste Substanz des Salzes sich durch Wasser, Zell- und Körpersaft als Gestalt auflösen lässt, um in anderer Form ihre Wirkung zu entfalten. Dies ist Grundlage für die Aufgabenvielfalt des Salzes im menschlichen Körper. Dort muss es sich in das Blut oder die Gewebsflüssigkeit eingliedern. Kommt es zur Ablagerung, entfaltet es eine krankmachende Wirkung.

Herkunft des Salzes

Meersalz

Salz findet man im Meer, wo es im Wasser gelöst ist. Die Meere haben einen ganz unterschiedlichen Salzgehalt. Der Durchschnitt beträgt ungefähr 3,5 %, wie es auch in der Nordsee der Fall ist. Die Ostsee weist nur 0,5 % Salzgehalt auf. Die salzhaltigsten Meere sind das Rote Meer mit 4,5 % und das Tote Meer mit 23 % Salz. Bei letzterem ist der Salzgehalt so hoch, dass das Wasser einen menschlichen Körper ohne weiteres trägt. Meersalz ist ein Salzgemisch, es enthält neben Speisesalz

43 Schmidt, Gerhard: wie Anm. 33, S. 155-160.

noch andere Minerale wie Magnesium, Kalium und auch etwas Jod. Diese Stoffe sind teilweise hygroskopisch, d. h. wasseranziehend. Daher klumpt Meersalz leichter als die anderen Salze.

Solesalz - Siedesalz

Dann gibt es größere Ablagerungen von Salz aus früheren Meeren. Sie liegen in Schichten unter der Erdoberfläche. Es handelt sich dabei nicht nur um Speisesalz, sondern auch um Kalisalze, Gips, Anhydride und Kalkablagerungen. Wenn durch diese Schichten nun eine Süßwasserquelle fließt, bilden sich Salzquellen oder Solen, die bis zu 24 % Salzgehalt wie die bekannte Bad Reichenhaller Quelle aufweisen. Es gibt aber auch salzärmere mit nur 1 % Salzanteil. Solesalz enthält etwa 97-99 % NaCl, die restlichen Anteile entfallen auf andere Minerale. Man kann das abgelagerte Salz auch mit Süßwasser ausschwemmen und die Sole dann zur Weiterarbeit abpumpen. Das ist das häufigere Verfahren, welches die Natur imitiert.

Steinsalz

Die im Erdinnern abgelagerten Salzschichten können bergmännisch abgebaut werden. Es sind feste, durchsichtige Kristalle, die in fast reiner Form aus Speisesalz (NaCl) bestehen. Steinsalzlager finden sich überall auf der Welt. Die größten liegen in Nordamerika, im Golfgebiet von Mexiko, in England, Polen, Dänemark, Niedersachsen (Salzgitter) und in Sachsen-Anhalt (Halle). Auch das Himalaja-Salz ist ein Steinsalz (Halit), das durch andere Minerale die rosa Färbung erhält.

Salz in Pflanzen

Salz findet sich auch in Lebewesen. Pflanzen enthalten sehr wenig Speisesalz. Ausnahmen sind speziell an das Meeresklima angepasste Arten wie z.B. Queller, eine Pflanze, die nicht nur Speisesalz im Boden toleriert, sondern sogar speichern kann. Sie wird deshalb in Gebieten eingesetzt, wo dem Meer Land abgewonnen wurde, um zu helfen, den Boden zu entsalzen. In Pflanzen dominieren sonst Kaliumsalze.

Salz im Menschen und im Tier

Speisesalz und besonders das Element Natrium ist wichtig für die Tiere. Auch beim Menschen befindet es sich im Blut und in den vom Blut durchströmten Geweben in der Konzentration der «physiologischen Kochsalzlösung» von 0,9 %. Schon seit alters her wird das kristalline Salz als Grundlage des Bewusstseins angesehen. Im Gehirn – auch im tierischen – finden ständig Salzprozesse statt. Es ist bekannt, dass Salzmangel infolge von zu starkem Schwitzen, extremer Austrocknung oder Krankheiten mit großen Flüssigkeitsverlusten zu Bewusstseinstrübungen führt, da die Nervenprozesse gestört werden. Das Speisesalz bildet eine physische Grundlage für das Bewusstsein. Babys und Kleinkinder haben geringen Bedarf. Viele Menschen nehmen zuviel Salz auf. Deutet dies auf ein instinktives Verlangen nach mehr Bewusstsein, nach besserem Durchschauen unserer Weltlage? Leider kann man sich keine seelischen Qualitäten «anessen»; die Materie stellt nur die Grundlage für den ordnungsgemäßen Ablauf der körperlichen Prozesse dar, auch der Denk- und Bewusstseinsprozesse. Zuviel Salz belastet jedoch den Körper wie den Blutkreislauf als rhythmisches Organ und die Nieren. Hoher Blutdruck ist teilweise auf zuviel Salz zurückzuführen und lässt sich durch salzarme Kost regulieren. Gleiches gilt für Wasseransammlungen wie Ödeme, mit denen der Körper den zu hohen Salzpegel auszugleichen versucht. Salz wird beim Schwitzen abgegeben, wie auch im Harn durch die Niere und im Stuhlgang durch den Darm. Der Mensch verliert täglich etwa 3-5 g Speisesalz. Die wünschenswerte Aufnahme liegt bei 6 g, die tatsächliche in Deutschland bei 10-12 g. Salz wirkt auch auf die Geschmacksnerven. Es verbessert den Geschmack von Speisen, hebt das Eigenaroma.

Im übrigen hat Natrium zusammen mit Kalium eine Aufgabe bei der Aktivierung der Nervenimpulse. Das Chlorid ist an der Bildung der Magensäure beteiligt. Bei zu starkem Schwitzen oder Erbrechen kann es zu Störungen kommen.

Salz in Nahrungsmitteln

Das Salz kommt in den tierischen Nahrungsmitteln mehr vor als in den pflanzlichen. Von größerer Bedeutung ist jedoch das zugesetzte Salz, das zur Geschmacksverbesserung oder zur Konservierung verwendet wird. So befindet sich in Sardellen 20-22 %, Salzheringen 12-

13 %, Matjesfilet 8-12 %, Sauermilchkäse 4-5 % Salz. Einige Käsesorten, Brot und Pökelwaren tragen bedeutend zum Salzverzehr bei.

Salzgewinnung

Die alten Gewinnungsstätten von Salz sind gut an den Namen zu erkennen. Salzkammergut, Salzach, Salzburg, Salzgitter. Auch der keltische Name «hal» für Salz findet sich in Schwäbisch Hall, Halle oder Hallstatt. Er entspricht dem lateinischem Namen Halit für Speisesalz. Salz und Reichtum waren früher fast identisch, «hal» bedeutete heilig und rein. Es entstand der Heller – das damalige Salzgeld – daraus. Aus dem lateinischen «sel» wurde der Sold und das Salär. Salzsteuern gab es schon früh; sie bestanden über lange Zeiten und sind erst im 19. Jh. abgeschafft worden. Selbst Kriege wurden wegen des Salzes geführt. Auf Salzstraßen verlangte man hohe Wegzölle.

Die Salzgewinnung erfolgt aus dem Meer, den salzhaltigen Solequellen und bergmännisch in der Erde. Nach der Gewinnung werden die Salze gereinigt und Fremdmineralien mit Fällungsmitteln entfernt. Zur Verhinderung der Verklumpung dürfen Rieselhilfsmittel zugesetzt

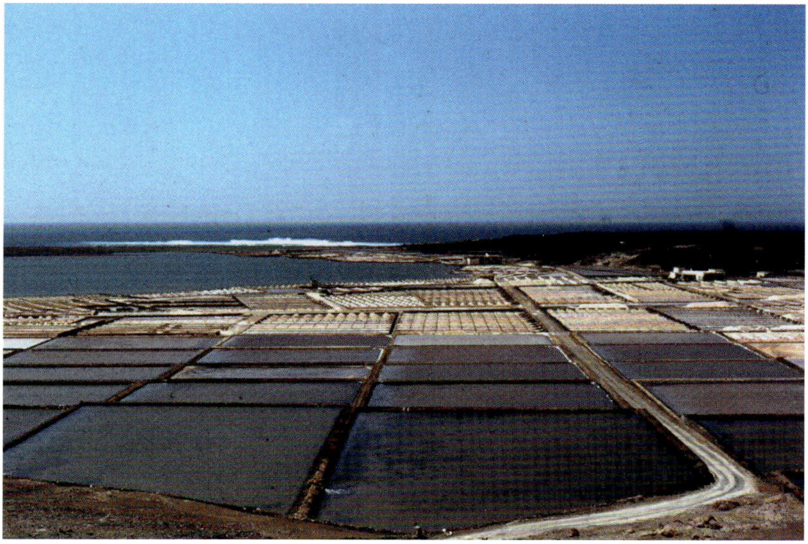

Meerwasser-Entsalzungsanlage

werden. Nicht alle sind für Bio-Produkte erlaubt. Im Bio-Laden findet man auch Salz ohne oder mit den erlaubten Zusätzen. Ferner darf in Deutschland Salz mit Jodid, Fluorid oder Folsäure angeboten werden. Solche Spezialsalze sollte man nur bei Bedarf nehmen.

Meersalz

Am einfachsten war die Gewinnung aus dem Meerwasser. Die alten Ägypter legten dazu Becken an, in die das Meerwasser in niedriger Höhe eingelassen wurde. Die Sonne sorgte für das Austrocknen, so dass die Salzschicht nur vom Boden abgekratzt werden musste. Die Salzgewinnung aus dem Meer hat sich in heutiger Zeit nur wenig verändert. In vielen Mittelmeerländern nutzt man noch immer die Sonne als natürliche Energiequelle, um das Wasser aus flachen Teichen zu verdampfen und kristallines Salz zu erhalten. Das gewonnene Meersalz wird gereinigt. In ungereinigter Form findet es Verwendung in Badesalzen.

Solesalz - Siedesalz

Diese Art der Salzgewinnung wendeten bereits die Kelten an. Sie leiteten Salzlösungen aus Quellen in Holzpfannen. Dort wurden sie über Feuer etwa 16 Stunden erhitzt, bis das Wasser verdampft war. Dieses alte Verfahren war sehr kosten-, zeit- und energieaufwendig. Große Siedereien befanden sich im Kochertal (Württemberg) und in Österreich. 1579 entstand das erste Gradierwerk aus Schwarzdorn. Über dieses Reisiggeflecht wurde die Sole geführt. Sonne und Wind sorgten für die Verdunstung des Wassers. Das Salz schlug sich auf dem Reisig in Schichten nieder. Heute noch findet man Gradierwerke in Salzkurorten. Allerdings dienen sie nur noch medizinischen oder touristischen Zwecken wie Anreicherung der Luft mit Aerosolen. Heute wird vielfach Salz mit Wasser aufgelöst, die Sole in große Verdampfungsanlagen geleitet, die mit Strom, Gas oder Öl die Solen zum Sieden bringen, reinigen und die Wasser anziehenden Magnesium- und Kalziumsalze ausfällen (daher der Name „Kochsalz").

Steinsalz

Diese bergmännische Arbeit setzt Können und technische Erfahrung voraus. Um so erstaunlicher ist es, dass bereits die Kelten etwa 900 v. Chr. in Hallein und Hallstatt im Salzkammergut (Österreich) mit Bronzepickeln Steinsalz ans Tageslicht holten. Steinsalzwerke gibt es in Niedersachsen, Württemberg und Österreich. Heute wird das Salz mit Maschineneinsatz abgebaut. Es gibt bis zu 1000 Meter tiefe Stollen.

Wahl des Speisesalzes

Welchen der drei Salzarten soll der Vorzug gegeben werden? Das Meersalz enthält in geringer Menge weitere Mineralsalze. Es war gelöst in lebendigem Wasser, wird manchmal durch Sonnenwärme gewonnen. Auch das Siedesalz kam mit lebendigem Wasser in Berührung, bevor es verdampft wurde. Lediglich das Steinsalz, die reinste Salzform, ist eine Ablagerung alter Meere. Für empfindliche Menschen kann das «tote» Steinsalz belastend sein; sie vertragen besser das Meersalz. Andere suchen die Herausforderung beim Steinsalz. Neben diesen Aspekten spielt die Gewinnung eine große Rolle. Lange chemische Reinigungsverfahren mit elektrischen Wärmequellen haben einen anderen Einfluss mit der Gefahr der Verhärtung. Dies betrifft das Siedesalz. Aus ernährungsphysiologischen Gründen spräche der Mineralreichtum für das Meersalz. Solche Meersalze erhält man im Naturkostladen. Aber man entscheidet sich individuell, am besten kostet man einmal verschiedene Salze nacheinander. Folgende Übersicht stellt die Vor- und Nachteile zusammen.

Gewinnung und Wirkung von Salzarten

	Meersalz	**Solesalz**	**Steinsalz**
Herkunft	Meer	Ablagerungen früherer Meere, Quellwasser	Ablagerungen früherer Meere
Gewinnung	Sonnenwärme	Sole wird gepumpt	in Blöcken zerkleinert
Reinigung	Verdampfungsanlagen, Reinigung, Rieselhilfsmittel (z. T.)	Verdampfungsanlagen, Reinigung, Rieselhilfsmittel	gereinigt, zerkleinert

4. Anhang

Literatur

Der Brockhaus *Ernährung*. 3. Aufl. Mannheim 2008

Elmadfa, Ibrahim u.a.: Die große GU Nährwert Kalorien Tabelle. München 2016/2017

Hauschka, Rudolf: Ernährungslehre. 10. Aufl. Frankfurt 1999

Kühne, Petra: Anthroposophische Ernährung II. Mineralstoffe und Spurenelemente. Bad Vilbel. 2014

Kühne, Petra: Dinkel, Einkorn und Emmer - Urkorn in der Ernährung. Arbeitskreis f. Ernährungsforschung Bad Vilbel 2020

Kühne, Petra: Gewürze und Kräuter. 2. Aufl. Bad Vilbel 2008

Pelikan, Wilhelm: Heilpflanzenkunde. Dornach 2000

Renzenbrink, Udo: Die sieben Getreide. 5. Aufl. Dornach 2014

Souci, Fachmann, Kraut: Die Zusammensetzung der Lebensmittel. Nährwerttabellen. Stuttgart 8. Aufl. 2016

Steiner. Rudolf: Naturgrundlagen der Ernährung. Bd. 6, 8. Aufl. Stuttgart 2018 - Ernährung und Bewusstsein. Bd. 7, 6. Aufl. Stuttgart 2021

Schmidt, Gerhard: Dynamische Ernährungslehre. Bd. 1, 2. St. Gallen 1980, 1979

Autorennotiz

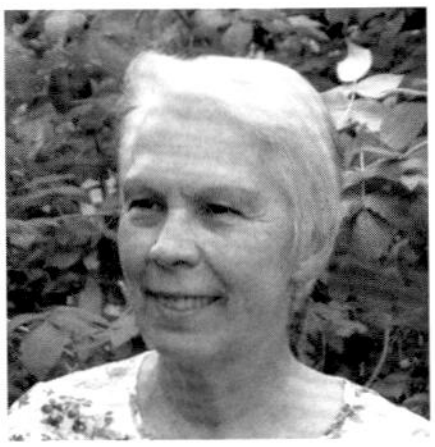

Dr. sc. agr. Petra Kühne, Ernährungswissenschaftlerin, Leiterin des Arbeitskreises für Ernährungsforschung in Bad Vilbel. Redakteurin vom „Ernährungsrundbrief", Beiträge in Zeitschriften, Vortrags- und Kurstätigkeit. *Buchveröffentlichungen u.a.*: „Der Umgang mit dem Süßen" Bad Vilbel 3. Aufl. 2019, „Säuglingsernährung" 13. Aufl. 2020

Stichwortverzeichnis

Arbeitskreis für Ernährungsforschung

Der Arbeitskreis für Ernährungsforschung e. V. (AKE) will eine vollwertige, ganzheitliche Ernährung auf anthroposophischer Grundlage weiterentwickeln und fördern.

Es werden Projekte durchgeführt und unterstützt, die sich mit anthroposophischer ***Ernährungsforschung*** und ganzheitlicher Lebensmittelqualität befassen. Themen in den letzten Jahren waren vegetarische Kost, Zucker und Süßungsmittel sowie Ernährung mit Ziegen- und Schafmilch. Die Ergebnisse sind veröffentlicht in Broschüren, Büchern, der ***Zeitschrift Ernährungsrundbrief*** und Beratungsblättern.

Ferner bietet der AKE ***Fachseminare*** und eine ***Fortbildung in zehn Modulen*** zur „Anthroposophischen Ernährung“ an, die mit einem Zertifikat abgeschlossen werden kann. Auch kann jeder die jährliche Tagung zu verschiedenen Ernährungsthemen besuchen, die zusammen mit der Mitgliederversammlung stattfindet.

Info-Material, Auskünfte über Forschungen, Kurse, Seminare, sowie ein Probeheft des Ernährungsrundbriefes werden gern versandt. Schreiben oder mailen Sie uns.

Sie können den Arbeitskreis für Ernährungsforschung unterstützen durch ***Mitgliedschaft*** im Verein oder ***Abonnement*** der vierteljährlich erscheinenden Zeitschrift Ernährungsrundbrief sowie durch Teilnahme an unseren Initiativen.

AKE
Arbeitskreis für Ernährungsforschung

Arbeitskreis für Ernährungsforschung e.V.
Niddastr. 14,
D-61118 Bad Vilbel Tel. 06101-52 18 75
Email: info@ak-ernaehrung.de
Homepage: www.ak-ernaehrung.de